5%는 의사가 고치고
95%는 내 몸이 고친다

5%는 의사가 고치고
95%는 내 몸이 고친다

김세현

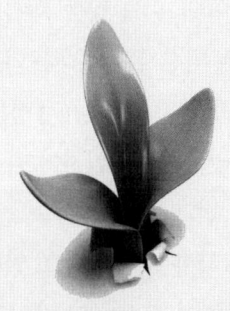

지식과감정

추천사
인체정화는 건강 증진의 큰 전환점이 될 것

21세기는 면역력의 시대라고 합니다. 오늘날 현대서양의학이 눈부시게 발전한 것으로 보이지만, 내 몸 스스로의 방어력을 높이는 면역력 강화의 치료 관점에서 볼 때는 그 한계를 극복하지 못하고 있는 것 또한 사실입니다. 이런 관점에서 현대인들의 질병 중 가장 큰 문제가 바로 나날이 폭증하고 있는 고혈압, 고지혈증, 당뇨병 등 대사 관련 질환입니다. 즉 묵은 것을 덜어내고 새 것을 채워 넣는 신진대사기능에 장애가 생긴 이런 질환들은 뇌경색으로 대표되는 뇌졸중(중풍질환)이나 심근경색으로 대표되는 협심증질환 등 생명을 위협하는 무서운 심혈관질환을 불러일으킬 뿐만 아니라, 심지어 각종 암이나 노년기 치매를 유발하는 중요한 원인이 된다는 것이 각종 연구결과로 밝혀지고 있습니다. 또한 평소 이러한 기저질환을 갖고 있는 사람들은 필연적으로 면역력이 떨어질 수밖에 없어 코로나19 바이러스와 같이 수시로 변형되어 출현하는 각종 감염성 질환에도 대단히 취약하여 생명을 위협받는 것을 우리는 목격하고 있습니다.

고혈압이나 당뇨병은 평생동안 약을 먹어야 하는 질환으로 알려져 있습니다. 평생 약을 먹어야 한다는 것은 결국 평생 낫지 않는다는 것과 같은 말입니다. 고혈압, 당뇨병 치료에 있어 단지 검사 수치만 일시적으로 떨어뜨리는 방법으로는 대사장애 질환을 근본적으로 치료할 수 없을 뿐만 아니라, 이로 인해 파생되는 생명을 위협하고 삶의 질을 황폐화시키는 앞서 언급한 이러한 질환들을 충분히 예방하기 어렵습니다. 검사 수치만 떨어뜨리는데 급급한 미봉적 해결이 아니라, 이런 고혈압 고지혈증 당뇨 증상이 나타나지 않도록 내 몸의 구조와 기능을 뜯어고치는 것이 보다 근본적인 해결책이 될 것입니다.

김세현 박사님이 주창한 인체정화요법은 인간이 오염시킨 신체에 복합발효배양물을 통해 인체 스스로 정화, 사정 능력을 되찾아주고 면역력을 극대화하는 프로그램입니다. 즉 인체 구성요소를 구조적으로 리빌딩하는 〈내 몸 수리 프로젝트〉라 하겠습니다. 이런 인체 스스로의 수리과정을 통해 대사질환이 보다 근본적으로 치료될 뿐만 아니라, 척추관절 및 근육의 염증과 통증이 현저히 감소되고 수면장애나 불면, 우울증, 공황장애 등 정신신경성 질환들이 뚜렷이 개선되며, 각종 피부질환이 호전되고 요요가 거의 없는 획기적인 다이어트가 이루어지는 등등 다방면에 걸친 인체정화작용이 이루어진다는 것이 많은 사례를 통해 입증되고 있습니다.

이 책을 통해 인체정화를 통한 건강혁명, 즉 스스로 고치는 내 몸 수리에 대해 이해를 넓히신다면 독자분들과 가족 모두의 건강 증진을 위해 큰 전환점이 될 것이라 의심치 않으며 이에 추천드리는 바입니다.

한의학 박사 **이 승 렬**
(편한세상한의원 전국네트워크 대표원장)

PROLOGUE
왜 이렇게 아픈 사람이 많은가
— 인체정화프로그램이 코페르니쿠스의 지동설이 될 것이다

어느 날 대전에 사는 지인이 전화로 호소를 해왔다.
"아는 사람 중에 당뇨로 고생하는 사람이 있습니다. 하도 보기가 딱하기에 '나을 수 있는 방법이 있으니 내 이야기를 들어봐라.' 했더니 그분이 눈을 치뜨며 '그런 말하지 말라, 세상에 그런 게 어디 있냐'며 들을 생각을 하지 않는 겁니다. 도저히 내 이야기를 믿지 않으니 어떻게 하면 좋겠습니까?"

나야말로 그런 상황을 누구보다 많이 겪어온 사람이다. 인체정화를 직접 체험한 사람이 10만 명이나 됨에도, 최악의 상황에 몰리기 전까지 좀처럼 내 말을 귀담아 듣지 않는다. 가까운 친인척일수록 더 안 듣는 경향이 있다. 나는 그간 3천 회가 넘는 강의를 통해 인체정화의 필요성을 강조해 왔다. 그러나 두 시간 남짓한 시간 동안 강의실에서 모든 것을 말하기에는 시간적·공간적 제약이 너무 컸다. 하여 좀 더 많은 사람들에게 효과적으로 진실을 알리고자 책을 쓰기로 했다.

이 책은 한 사람이라도 더 만성질환의 고통에서 벗어나기를 바라는 마음으로 간절하게 써내려간 책이다. 부디 이 책을 읽은 여러분이라도 더 이상 고통 속에서 헤매지 않으시기 바란다.

현대의학은 맹점을 갖고 있다. 성과를 인정하지 않는 것은 아니지만 만성질환에 있어 숲을 보지 않고 나무를 바라보는 잘못을 범하고 있다. 인체는 각 기관이 상호 보완관계에 있는 유기적인 생명체다. 비만에는 살 빼는 약, 당뇨에는 당뇨약, 고혈압에는 고혈압약, 암에는 항암제 하는 식으로 자동차 고치듯 인체를 부위에 따라 고치려 들면 완치에 실패할 수

밖에 없다. 인체를 대할 때는 숲을 보듯 전체를 고려하여 생명의 연결 시스템이 살아나도록 도와주어야 한다. 우리가 아픈 것은 운명이 아니다. 평생 약을 먹어야 하는 사주팔자는 존재하지 않는다.

우리는 모두 최면에 걸려 있다. 병원이 모든 것을 고쳐 주리라 믿고 있다. 하지만 병원은 아직까지 난치성 질환·만성질환을 완치한 경험을 갖고 있지 못하다. 최면에서 깨어나야 한다.

우리가 아픈 것은 신의 법칙, 곧 자연의 법칙을 어겼기 때문이다. 신이 주신 자연의 음식을 먹지 않고 온갖 화학첨가물이 들어간 가공식품, 영양성분을 제거한 정제식품, 비정상적으로 사육한 육류 등을 스스럼없이 먹기 때문에 인체가 그것을 소화시키지 못해 아픈 것이다. 그렇기에 만성질환에 대해서만큼은 신도 우리를 도와줄 수가 없다. 우리가 나을 수 있는 길은 단 하나, 자연으로 돌아가는 것밖에 없다.

그러나 지금 우리가 자연으로 돌아갈 길은 요원하다. 삶의 터전을 버리고 산속으로 들어갈 수는 없지 않은가? 지금, 여기에서 건강을 챙길 수밖에 없다. 현재 우리가 할 수 있는 가장 확실한 건강법이 '생활습관의 개선'이다. 먹는 것을 바꿔야 한다. 운동을 해야 한다. 햇빛을 봐야 한다. 그리고 그 전에, 오염된 인체를 정상으로 돌려놓아야 한다. 즉, 인체정화를 실시해야 한다.

바빠서 인스턴트식품을 먹을 수밖에 없다고? 바빠서 인체정화를 할 시간이 없다고? 그렇게 바쁘게 일하는 이유가 무엇인가. 행복하게 살기 위해서가 아닌가. 건강을 잃고 행복할 수 있을까. 이제는 건강에 투자해야 할 때다. 당뇨인구 1천만 시대! 상황이 너무나 심각하다.

인체정화에 관하여 강의를 다니다 보면 종종 인체정화프로그램이 과학적인가, 인체정화프로그램을 의학적으로 임상한 데이터가 있는가 하는 질문에 맞닥뜨리기도 한다. 그러면 나는 이렇게 대답한다.

"우주의 운행과 질서를 과학으로 입증할 수 있습니까? 당신은 우주를

손에 담을 수 있습니까? 눈에 보이지 않는 것을 믿으면 다 미신입니까? 누군가 당신을 사랑한다고 할 때 그 말은 어떻게 믿습니까?"

우리는 지구가 왜 도는지, 태양은 누가 만들었는지 과학으로 설명할 수 없다. 또한 우주가 왜 탄생했으며 크기가 얼마나 되는지, 우리가 어디서 와서 어디로 가는지 알지 못한다. 오래 전에는 미생물의 존재조차 믿으려 들지 않았다. 아담 스미스는 자유시장원리를 '보이지 않는 손'이라고 했다. 보이지 않아도 세상을 움직이는 손은 분명히 있다. 이 책을 만난 것은 축복받은 일이다. 누구도 믿을 수 없는 세상이지만 이 책만은 믿고, 읽고, 실천해야 한다. 하늘이 주신 천수를 다할 수 있는 방법이 이 책에 담겨 있다.

잠깐 조심스러운 이야기를 하자면 이 책을 기존의 해독요법과 비교하는 일이 없었으면 한다. 현재 디톡스라는 이름으로 시중에서 소비되고 있는 해독요법은 마치 우리 몸을 우리가 마음대로 할 수 있는 것처럼 이야기하고 있다. 우리 몸은 신이 창조한 정교한 생명체로서 어느 한 가지를 통해 회복할 수 없으며 심지어 생명의 불꽃으로 일컬어지는 효소만으로도 해결이 안 되는 부분이 있다. 우리 몸에 대하여 경외심을 갖고 조심스럽게 접근해 갈 때만이 신이 주신 선물을 온전히 받을 수 있다.

사고나 감염에 의한 질병, 응급환자에 대하여 현대의학이 끼친 공로까지 무시할 수는 없지만 대사질환, 만성질환, 난치성질환에 대하여 서양의학은 그 한계를 드러내고 있다. 나는 강의를 통해 수많은 전문가·일반인에게 질환의 원인과 인체정화의 중요성에 대해 강조해 왔다. 많은 한의사, 양의사, 약사들이 공감하였고 기존 의학에 새로운 요법을 접목하는 계기가 되었다. 10만 건 이상의 체험사례를 통해 확인되었듯, 인체정화프로그램으로 요약되는 비우기, 채우기 요법은 현대인이 해결하지 못한 비만, 고혈압, 당뇨, 암 등 생활습관 질환에 대하여 유일한 치유법이라고 할 수 있다. 각종 노폐물로 더럽혀진 인체가 깨끗하게 정화될 때 우리를 괴롭히는 질환도 사라질 것이며 환갑에도 스무 살의 체력과 정신력으로 살아갈 수 있을 것이다.

이 책에는 우리 몸을 살리는 방법에 관한 모든 것이 담겨있다. 다각도로 접근한다고 해서 결코 그 실천이 복잡하거나 어렵지는 않다. 우리 몸이 운행되는 원리를 이해하면 실천은 저절로 따라오리라 믿는다.

바쁘신 와중에도 이 책의 추천사를 써주신 이승렬 박사, 선재광 원장, 박찬영 원장, 안대종 원장, 김순기 병원장께 감사의 마음을 전한다. 특히 mbn에서 방영되는 '엄지의 제왕'의 인기 게스트이자 명의로 이름이 높은 박찬영 원장은 한의사를 대상으로 했던 건강세미나에서 나와 인연이 닿았다. 박찬영 원장은 전통한의학에 발효한방을 접목시킨 해독요법으로 많은 환자를 치유하고 있으며 현재 대한발효해독학회 회장으로서 우리와 공동으로 효소를 연구, 개발 중에 있다. 또한 여러 면에서 지도 편달해주신 한국파비스 최주채 회장님께 진심으로 고맙다는 말씀을 드리고 싶다.

그러나 무엇보다 감사한 분은 내 강의를 직접 듣고, 체험하고, 피드백을 주신 수십만 명의 체험자 분들이다. 그분들이 아니었으면 이 책은 존재할 수 없었을 것이다. 아무쪼록 이 땅의 많은 분들이 본서를 통해 건강장수의 꿈을 실현하여 풍요롭고 행복한 삶을 펼쳐나가시기 바란다.

2013년 12월
많은 분들의 건강 회복을 염원하며

김세현

CONTENTS

추천사 | 인체정화는 건강 증진의 큰 전환점이 될 것_이승렬 … 004
프롤로그 | 왜 이렇게 아픈 사람이 많은가 … 006

CHAPTER 01
의학이 발달하는데 아픈 사람은 왜 늘어날까

당뇨인구 천만 시대, 어떻게 할 것인가 … 017
[TIP] 치료할 병(질병)과 치유될 병(질환)은 다르다 … 020
노폐물 권하는 사회 … 021
가공식품은 화학첨가물 비빔밥 … 024
숨 쉬는 것만으로 몸이 망가질 수 있다 … 029
죽은 동물의 공격 … 034
[TIP] 인간보다 낮은 체온의 육류를 먹자 … 039
정제식품은 음식이 아니다 … 040
과자의 유혹 … 047
지나친 칼슘 섭취가 부를 수 있는 돌연사 … 051
마음의 독, 스트레스 … 056
약^{Pharmacy}의 어원은 독이다 … 060
운동부족이 체온을 떨어뜨린다 … 064
인체정화 외에는 대안이 없다 … 068
[TIP] 인체정화는 병행식(부분해독)과 정화식(전신해독)으로 나뉜다 … 072
지금은 먹기보다 비워야 할 때 … 074

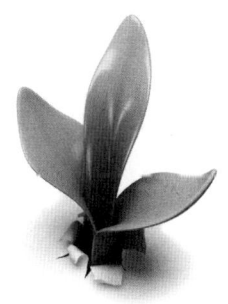

CHAPTER 02
대변에 건강의 열쇠가 있다

대변의 관찰을 통해 장 건강을 체크하자 … 081
[TIP] 배변활동이 건강을 좌우한다 … 086
만병의 근원, 과식 … 087
[TIP] 아침을 걸러도 괜찮을까? … 090
인체정화의 시작은 음식을 참는 것이다 … 092
장은 휴식을 원한다 … 095
물단식은 위험하다 … 099
효소를 알면 건강이 보인다 … 103
[TIP] 배고플 때 나는 꼬르륵 소리의 정체 … 106
복합발효배양물로 만성질환의 답을 찾자 … 107
과학으로 설명할 수 없는 것들 … 113
몸에 좋은 해조류, 더 좋은 해조류 발효식품 … 118
[TIP] 식전 20분이 중요하다 … 122
생명이 살아나는 신호, 호전반응 … 124
[TIP] 건강 100세 섭생 10원칙 … 128

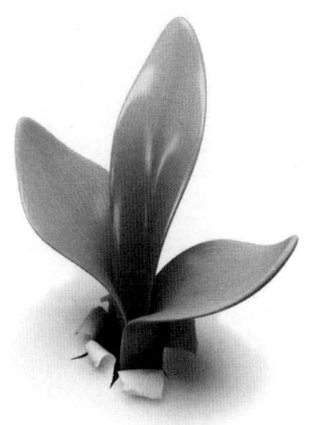

CHAPTER **03**

소변과 체지방으로 대사를 체크하자

소변으로 체크하는 신체건강 … 135
피가 오염되면 고혈압, 당뇨가 시작된다 … 139
우리의 삶을 파괴하는 당뇨 … 144
허리둘레 34인치를 넘기지 마라 … 151
[TIP] 자주 먹는 것이 건강에 좋을까? … 156
'내일'을 품고 있는 현미 … 157
[TIP] 포도씨는 뱉거나 꿀꺽 삼키자 … 160
생명을 살리는 피토케미컬 … 161
[TIP] 과일 껍질에 묻은 농약은 어떻게 하나요? … 165
올리브기름보다 올리브를 … 167
물을 마셔 혈류를 원활하게 하자 … 172
마지막 밥상이 생명의 밥상으로 … 176

CHAPTER **04**

마음이 따뜻하면 체온이 올라간다

소장과 심장은 암에 잘 안 걸린다 … **183**
외로움과 고독은 의미가 다르다 … **187**
어린아이는 무좀에 걸리지 않는다 … **191**
내 몸속 보일러, 근육 … **195**
흥부에게 자식이 많은 이유 … **198**
욕조에 장미꽃잎 함부로 넣지 마라 … **204**
새로 태어난 동생 … **207**

CHAPTER **05**

건강이 팔자를 바꾼다

건강 찾아 인생역전하기 … **215**
내 몸 살리는 데 며칠 걸릴까 … **218**
복합발효배양물이 일으킨 기적 … **221**
개에게 복합발효배양물을? … **227**
눈이 뜨이고 귀가 열리다 … **233**
살 빼고 싶은 여자, 찌우고 싶은 여자 … **238**
딸의 미래를 구한 아빠 … **242**
복합발효배양물, 한의학과 만나다 … **248**
소중한 인연 혜은이 씨 … **254**
집 청소하듯 몸속을 청소하라 … **260**
의료비 예산, 획기적으로 줄일 수 있다 … **264**
[TIP] 건강 십계명 … **267**

에필로그 | 현대의학이 두 손 든 질환, 내 몸이 스스로 고친다 … **270**

의학이 발달하는데
아픈 사람은 왜 늘어날까

Chapter 01

 의사가 고치는 병이 있고 우리 몸이 스스로 고치는 병이 있다. 나는 의사가 고치는 병을 '질병'으로, 내 몸이 스스로 고치는 병을 '질환'으로 구분한다. 사고를 당하거나 병원균에 감염되어 질병(콜레라, 장티푸스, 결핵 등)에 걸리면 의사에게 응급처치(치료)를 받아야 하지만 혈액이 오염되어 질환(고지혈, 고혈압, 당뇨 등)에 걸리면 내 몸 스스로 회복(치유)하도록 노력해야 한다.

Chapter 01 의학이 발달하는데 아픈 사람은 왜 늘어날까

당뇨인구 천만 시대, 어떻게 할 것인가

현재 진료를 받고 있는 환자 중의 95%가 만성질환자들이다. 이들 중 상당수가 고혈압, 당뇨, 암 등 난치성 질환으로 인해 매일 약을 먹고 있으며 기타 방사선 치료, 투석 등의 치료에 시달려 몸과 마음이 만신창이가 되어 있다.

이처럼 심각한 증상이 아니더라도 많은 사람이 비만, 불면, 두통, 소화불량, 아토피, 디스크, 천식 등으로 고통 받고 있다. 인간을 당장 죽음으로 몰고 가지는 않지만 삶의 질을 떨어뜨리는 주범들이다. 먹고 싶은 것을 참아야 하고, 하고 싶은 일을 미루어야 하기 때문에 뭘 해도 진정한 기쁨을 느낄 수가 없다. 자연히 모든 생각이 부정적으로 흐르고 정신세계마저 황폐해지기 일쑤다.

얼마 전 조선일보에 '한국 성인 1천만 명이 당뇨 증세'라는 내용의 기사가 실렸다. 1천만이라고 하면 전 국민의 20%에 해당하는 수치요,

성인 인구로만 따지면 절반에 가까운 사람들이다. 당뇨 전 단계까지 포함시킨 수치이기는 하지만 옆에서 지켜봐야 하는 가족까지 포함시킨다면 우리나라 전 국민이 당뇨로 인해 고통 받고 있다고 해도 과언이 아니다.

당뇨가 아니더라도 고혈압, 심장병 등 온갖 만성질환이 현대인의 건강을 위협하고 있다. '건강에 대한 오해' 가운데 하나가 나이가 들면 기본적으로 몸이 아플 거라고 생각하는 것이다. 기계를 오래 썼으니 고장 나는 것을 당연하게 생각하는 것이다. 또 다른 오해는 의사가 모든 병을 고쳐 주리라 생각하는 것이다.

기계가 고장 나면 수리공이 고치는 것은 당연하지만 우리 몸은 인간이 만든 어설픈 기계가 아니다. 인간인 의사는 만성질환을 고칠 수 없다. 현대의학을 비롯한 과학은 인체를 DNA 수준까지 해부하여 만성질환을 고칠 방법을 찾고 있지만 아직까지 당뇨를 완치한 경험을 갖고 있지 못하다. 의사는 사고 및 세균성 감염증에 대하여 응급치료를 할 수 있을 뿐이다.

인류 탄생 이후, 긴 세월 동안 우리 몸은 생존에 적합한 방식으로 진화해왔다. 큰 그림으로 놓고 볼 때 우리 몸에 발생하는 각종 질환은 병균 때문이 아니라 우리를 둘러싼 환경이 변화한 것과 그에 대처하는 우리의 생활습관이 잘못된 때문이다. 즉 자연에서 멀어진 생활을 하기 때문에 우리는 아픈 것이다.

의사가 고치는 병이 있고 우리 몸이 스스로 고치는 병이 있다. 나는 의사가 고치는 병을 '질병'으로, 내 몸이 스스로 고치는 병을 '질환'으로 구분한다. 사고를 당하거나 병원균에 감염되어 질병(콜레라, 장티푸스, 결핵 등)에 걸리면 의사에게 응급처치(치료)를 받아야 하지만 혈액이 오염되어 질환(고지혈, 고혈압, 당뇨 등)에 걸리면 내 몸 스스로 회복(치유)하도록 노력해야 한다.

인체는 본디 스스로 정상화되도록 만들어졌다. 굳이 외부적인 조치를 취하지 않아도 몸이 알아서 정상적인 상태를 지향하는 것이다. 인체의 자가 치유력은 신비스러울 정도인데, 이는 마치 연어가 거친 물살을 헤치고 자기가 태어난 곳으로 돌아가는 현상과 같다.

당뇨는 대표적인 만성질환으로서 의사의 '치료'에 기대기보다는 내 몸이 스스로를 '치유'할 수 있도록 나 자신을 도와주어야 낫는 병이다. 특히 당뇨의 경우 고혈압, 심장병, 신부전, 간질환과 같은 중증질환으로 연계되기 때문에 현대의학의 대증요법(對症療法)으로는 좋은 결과를 얻을 수 없다. 대증요법이란 해당 증세만을 완화시킴으로서 치료를 완수하는 방법이다.

현대의학은 약을 통해 당 수치를 떨어뜨리는 것에 초점을 두기 때문에, 간 수치가 올라가거나 신장 기능에 이상이 생기는 것은 고려하지 않는다. 이것이 대증요법의 허점이다.

당뇨의 대부분은 혈액이 오염되면서 세포 간 소통이 사라지고, 효소의 활성도가 떨어져서 생기게 된다. 그렇기 때문에 몸속의 피를 정화하지 않고는 완전히 고칠 수 없다. 부분적인 수리만으로 낡은 집이 새 집이 되지 않듯 어디 한 군데가 아프면 몸 전체를 들여다봐야 한다. 몸을 새것처럼 만들기 위해서는 새로운 패러다임의 치유법이 필요하다.

TIP 치료할 병(질병)과 치유될 병(질환)은 다르다

사람들은 몸이 아프면 무조건 질병에 걸렸다고 생각한다. 하지만 우리를 괴롭히는 여러 가지 병 중에서 질병이 차지하는 부분은 생각보다 많지 않다.
질병과 질환은 근본적으로 원인과 해법이 다르다. 이 두 가지를 구별하지 못하고 산다면 평생 건강문제로 고통 받을 수 있다. 질병과 질환은 다음과 같이 구분된다.

질병疾病: 의사의 도움을 받아 치료治療해야 하는 병으로 세균이나 박테리아, 기생충 등에 감염된 병을 말한다. 콜레라, 장티푸스, 결핵 등과 같은 전염병; 사고 등 응급처치가 이에 속한다.
질환疾患: 내 몸 스스로 치유治癒할 수 있는 병으로 혈액이나 세포의 오염 및 호르몬의 부조화로 인한 병을 말한다. 비만, 고지혈, 고혈압, 당뇨, 협심증, 심근경색, 뇌경색, 척추협착증, 갑상선 기능저하 및 항진, 아토피, 우울증, 조울증, 류머티즘 등과 같은 대사질환이 이에 속한다.

노폐물 권하는 사회

 자동차를 수리하려면 고장원인에 대해 알아야 하듯 우리 몸을 고치려면 병의 원인에 대해 알아야 한다. 지금 우리를 둘러싼 환경은 유해한 수준을 넘어 우리의 생명을 위협하고 있다. 농약에 찌든 먹거리, 가공식품에 들어가는 온갖 첨가물, 배기가스, 인공향기, 염소가 함유된 물, 화학 처리된 옷, 정체를 알 수 없는 온갖 약물, 플라스틱으로 만든 용기 등 우리가 먹고 마시는 모든 것 속에 독성물질이 들어있다고 해도 과언이 아니다.
 이런 물질로부터 스스로를 보호하기에 우리 몸은 너무나 약해져 있다. 바쁜 생활로 운동을 하지 못하게 되고 그로 인해 체온이 떨어지는 등 현재 우리를 보호할 방법이 막연한 상황이다. 당뇨증세를 갖고 있는 사람이 1천만에 육박하고, 암으로 사망하는 확률이 2.5명 당 1명까지 올라가도 속수무책. 그 모든 것을 운명 탓으로 돌린다.

가난할수록 수명이 짧다는 통계자료가 있듯 빈부의 차이에 따라 건강의 격차도 벌어지고 있다. 이젠 건강이 개인의 문제가 아니라 사회적으로 해결해야 할 숙제가 된 것이다.

상황이 이렇게 안 좋아진 것은 세상이 변했기 때문이다. 더 맛있고, 더 냄새가 좋고, 더 색깔이 그럴 듯해야 팔리는 경제구조 속에서 사회는 소비자에게 독성물질을 권할 수밖에 없다.

독성물질이 인체에 들어갈 경우 소화가 어렵기 때문에 인체는 과다한 소화효소를 소비하게 된다. 소화효소가 모자랄 경우, 대사활동에 쓰일 대사효소까지 빼앗아 독성물질을 소화시키려고 애를 쓴다. 그 결과 대사계는 정작 자신이 배출시켜야 할 노폐물에는 손도 못 댄 채 망가지게 된다. 노폐물이 노폐물을 부르는 악순환이 이어지는 것이다.

서양의학에서 노폐물이라고 부르는 것을 한의학에서는 어혈이라고 한다. 어혈이라 함은 한 마디로 피가 탁해진 상태를 말하는데 구체적인 모습을 띤 경우와 추상적인 개념까지 모두 포함하고 있다. 스트레스 요인으로 기혈의 흐름이 엉킨 것도 어혈이지만 피가 끈적끈적해져서 말초혈관까지 도달하지 못하는 상태, 생리혈의 색깔이 검고 덩어리지는 상태까지 모두 포함하는 개념이다. 어혈이 심할 경우 혈관을 막는데 이는 신체조직의 괴사로 이어지는 등 아주 심각한 상태로 발전하게 된다.

건강을 지키는 가장 좋은 방법은 독성물질과 거리가 먼 생활을 하는 것이다. 하지만 도시에 집과 직장을 가진 현대인이 모든 것을 버리고 산골로 들어갈 수는 없다. 그렇다면 우리는 어떻게 건강을 지킬 수 있는 걸까. 그 방법을 알려면 우선 우리 주변에 만연한 독성물질의 심각성을 알아두는 일이 중요하다.

가공식품은 화학첨가물 비빔밥

　마트에 가면 조리가 간편한 즉석식품에서부터 온갖 가공식품이 진열장마다 가득하다. 가공식품에는 기본적으로 맛과 색을 돋보이게 하고 보존기간을 늘리기 위한 인공감미료 및 향신료, 발색제, 보존료 등 화학첨가물이 함유되어 있다. 아베 스카사의 저서 『인간이 만든 위대한 속임수 식품첨가물』에 보면 식품첨가물의 종류가 무려 1,500여 종에 달한다고 한다.
　우리의 건강을 위협하는 대표적인 첨가물 몇 가지만 예를 들어보자.
　햄과 소시지는 조리가 간편하기 때문에 식탁에 자주 오르는 품목이다. 햄에는 발색제인 아질산나트륨과 방부제인 소르빈산칼륨이 필수적으로 들어간다. 수입산 밀가루에 벌레를 넣으면 바로 죽어버리는 것이 바로 소르빈산나트륨, 소르빈산칼륨의 작용 때문이다. 밀가루에 방부제를 첨가하는 것은 외국의 생산지에서 소비자 식탁에 오르기까지의 시간이, 짧게는 몇 달에서 길게는 몇 년씩이나 걸리기 때문이다.

감미료인 사카린나트륨은 끈적거림 없이 설탕의 250~500배에 달하는 단맛을 낸다. 이런 장점 때문에 식품업체에서는 원가절감의 목적 등으로 과자, 빙과류 등에 사카린나트륨을 사용하고 있다.

화학조미료인 글루타민산나트륨(MSG^{Monosodium L-glutamate})은 저렴한 가격으로 음식의 풍미를 높이지만 두통, 근육통 등 '중국음식점 증후군^{Chinese Restaurant Syndrome}'을 유발시키는 것으로 유명하다.

착색제인 타르색소는 석탄의 콜타르에서 추출한 것으로 사탕, 젤리 등을 물들일 때 쓰인다. 한편 비타르계인 황산동은 타르계 색소보다 독성이 강한 것으로 알려져 있으며 과하게 복용할 경우, 위점막을 자극하여 구토나 설사를 일으킨다.

일부 제빵업체에서는 카스테라를 부풀게 하기 위해 팽창제를 사용하는데 이런 물질에 카드뮴, 납 등의 중금속이 들어가는 경우가 있다.

살균제인 차아염소산나트륨은 우리가 '락스'로 부르는 물질로서 대표적인 염소계표백제이다. 다이옥신의 위험 때문에 세계적으로 염소계 대신 산소계 표백제 사용을 권하는 추세임에도 일부 업자들이 생밤이나 깐 도라지, 연근 등의 색을 하얗게 표백시키기 위해 차아염소산나트륨을 사용하다가 적발되는 일이 있다. 돈을 벌기 위해서라면 사람이 먹는 음식에까지 유해물질을 넣는 게 현실이다.

기타 산화방지제인 부틸히드록시아니졸(BHA), 부틸히드록시톨류엔(BHT)은 체내 콜레스테롤 수치를 높이며 표백제인 아황산나트륨은 순환기장애와 천식을 유발하고 염색체 이상을 가져온다고 알려져 있다.

일각에서는 그 양이 미미한데다 식약처의 허가를 받은 것으로서 먹어도 아무 문제가 없다고 주장한다. 과연 그럴까. 매스컴의 보도에 의하면 아무리 소량이라고 해도 일 년 간 누적량을 따지면 한 사람 당 4~7kg까지 먹는 꼴이라고 한다.

그나마 식품포장지에 첨가물 목록을 명기한 것은 소비자에게 경각심을 주기 때문에 대처할 기회를 주기라도 한다. 문제는 조리식품이라는 가면을 쓰고 아무 제재 없이 유통되는 패스트푸드이다. 우리나라는 햄버거를 조리식품으로 분류하여 첨가물 표시를 의무화하지 않지만 먹거리에 예민한 호주나 캐나다 같은 나라에서는 햄버거 포장지에 반드시 인공첨가물을 표시하도록 되어 있다. 호주 맥도날드에서 공개한 바에 따르면 햄버거 하나에 무려 45가지나 되는 첨가물이 들어간 것으로 나타나 있다.

첨가물의 양도 문제지만 더 큰 문제는 몇 가지 화학물질이 만나 연쇄반응을 일으키는 일이다. 얼마 전, 비타민 음료에 발암물질인 벤젠이 들어있다고 해서 논란이 된 적이 있다. 업체 측은 절대 그런 일이 일어날 수 없다고 결백을 주장했지만 조사 결과, 음료에 첨가한 안식향산나트륨과 비타민C가 화학반응을 일으켜 문제를 일으킨 것으로 판명났다.

안식향산나트륨은 음식을 상하지 않게 하는 보존류로서 웬만한 가공품에는 거의 다 들어가는 첨가물이다. 표면적으로는 안전한 물질로 분류되는 안식향산나트륨이 또 다른 안전한 첨가물인 비타민C와 만났을 때 유독성 벤젠으로 변한다는 것은 시사하는 바가 크다.

고기의 색깔을 붉게 유지시켜 주는 아질산나트륨이 고기의 단백질과 결합하면 '니트로조아민'이라는 물질이 만들어지는데 이는 암의 원인이 될 뿐 아니라 빈혈, 구토, 호흡기능 약화의 원인이 된다. 이처럼 따로따로 놓고 보면 안전한 것도 두 가지 이상 만나 화학반응을 일으킬 경우, 어떤 독으로 변할지 알 수 없는 상태다.

첨가물은 우리 인체에 매우 낯선 존재이다. 집에 혼자 있는데 갑자기 낯선 사람이 찾아오면 어떨까. 그 사람이 누구인지 파악하기 위해 눈치를 봐야 하고, 몇 가지 정보를 물어야 하며, 그리고도 파악이 안 되면 내가 알고 있는 상식에 기준해서 상대편이 안전한 사람인지 아닌지 알아내야 한다.

소화나 대사의 흐름은 뇌가 명령하는 것이 아니라 몸이 알아서 처리하는 것이다. 이를 자율신경계라고 한다. 자율신경계는 익숙한 손님에 대해서는 잘 대처하지만 낯선 방문객에 대해서는 갈피를 못 잡고 혼란에 빠진다.

쌀이나 야채 등 익숙한 음식에 대하여 우리 인체는 처리방법을 익히 알고 있기 때문에 음식에 맞는 소화효소도 즉각 분비하게 된다. 그러나 화학첨가제는 인류가 탄생한 이래, 완전 처음 보는 물질로서 이런 것이 몸속에 들어오면 우리의 장은 '이게 뭐지?' 하면서 갈피를 잡지 못하고 우왕좌왕하게 된다. 즉 음식 하나를 소화하기 위해 지나치게 효소를 낭비하게 되는 것이다.

앞으로 이 책에 자주 등장하게 될 '효소'는 일종의 단백질 분자로서 체내 음식물의 소화를 돕고, 분해·배설을 비롯하여 해독·살균작용 등 신진대사에 관여하며, 항염·항균과 관련하여 면역기능을 담당하고, 혈액을 정화하며, 세포를 재생·부활시키는 등 신체건강에 매우 중요한 작용을 한다. 한마디로 인체에서 일어나는 온갖 일에 관여하는 생명의 불꽃이라고 할 수 있다.

아무리 안전을 입증받은 화학첨가물이라고 해도 자연계에는 존재하지 않는 것이다. 뜻하지 않은 화학반응으로 인해 발생하는 독성은 물론이요, 인체가 갖는 긴장감을 생각하면 그것이 우리 몸에 대하여 권할만한 먹거리인지 생각해 봐야 할 것이다.

숨 쉬는 것만으로 몸이 망가질 수 있다

음식만큼 중요한 것이 공기다. 밥은 하루 세 번만 먹지만 공기는 일분일초 쉬지 않고 들이마시기 때문이다. 음식의 소화를 담당하는 장기는 단식을 통해 가끔씩 휴식을 시켜야 하는 반면 인체에 유입되는 산소량의 20%를 쓰는 뇌는 단 4분만 산소공급을 중단해도 세포가 죽기 시작한다.

산업의 발달과 비례해 공기의 오염도도 함께 올라가고 있다. 음식은 가려 먹을 수 있지만 공기는 수동적으로 들이마실 수밖에 없다. 사태의 심각성이 여기에 있다.

세계보건기구(WHO)의 발표에 따르면 대기오염에 의한 사망자 수가 세계적으로 연간 600만 명에 달한다고 한다. 그중 실내의 공기오염에 의한 사망자가 절반을 차지한다. 자동차 매연을 피해 문을 걸어 잠그고 집안에 가만히 앉아 있어봤자 실내공기가 오염되었다면 건강에는 더 치명적이다.

실내 공기오염의 일등 주범은 가정에서 사용하는 화석연료다. 가스레인지에 쓰이는 LPG, LNG 등의 연료는 연소하면서 막대한 양의 질소산화물과 황산화물을 발생시키는데 창문을 굳게 닫고 있거나 환기용 팬을 가동시키지 않는다면 독성물질은 고스란히 우리의 폐로 흘러들게 된다.

가스보일러 운전 시 불완전연소로 인해 실내가 일산화탄소로 오염되는 경우도 있다. 일산화탄소란 과거 숱한 서민의 목숨을 앗아갔던 연탄가스의 주성분이다. 점검을 통해 보일러의 상태를 꾸준히 확인하지 않으면 보일러는 인체에 치명적 위해를 가하는 흉기가 될 것이다.

그 외 흡연, 외부 매연의 유입, 실내를 꾸미기 위해 사용한 내장재나 바닥재 등 건축자재에서 뿜어져 나오는 유해화학물질도 실내오염의 주요한 원인으로 알려져 있다.

LPG자동차의 배기가스를 통해 배출되는 수은도 무시할 수 없다. 처음 LPG차가 등장했을 때는 친환경 이동수단으로써 많은 환영을 받았지만 2007년 한 언론사의 보도를 통해 수은 배출량이 일반 휘발유차나 경유차보다 높다는 사실이 알려지면서 대기오염의 중대한 원인으로 인식되었다.

본디 수은은 암석이나 호수, 습지 등 수계에 소량 존재하는 물질로서 자연에 존재할 때는 큰 해가 없다. 하지만 배기가스 등 산업 오염물을 통해 배출되면 이야기가 달라진다. 공장 굴뚝에서 뿜어져 나온 수은은 흙, 하천, 공기 중으로 스며들어 메틸수은^{Methylmercury}으로 변질된다. 메틸수은은 생선, 야채 등 먹거리에 축적되며 마지막에는 인간에게 유입된다.

공기로 유입되는 수은 외에 치아충전제인 아말감(50% 이상이 수은으로 구성)을 통해 인체에 축적되는 수은도 무시할 수 없는데 이렇게 인체에 들어온 수은은 수은중독을 일으켜 뇌세포를 죽게 만든다. 수은은 특히 간 기능이 취약한 아동에게 큰 피해를 입히는데 최근 들어 빈도가 높아진 아동 자폐의 주범으로 지목되고 있다. 1950년대 일본 미나마타현에서 수은에 오염된 생선을 먹은 여성들이 신경발달장애아를 낳은 사실은 유명하다. 수은은 기타 기관지염, 칸디다염 외에 자가면역질환을 유발한다.

아름다운 여인에게서 풍기는 향기는 꽤나 매혹적이다. 하지만 그녀가 뿌린 향수의 원료가 화학합성물이라는 것을 아는 사람은 그리 많지 않다. 과거 귀족의 전유물이었던 향수가 대중화된 것은 19세기 중엽이다. 값비싼 천연재료 대신 화학합성 향료가 개발되면서 일반 서민들도 손쉽게 향기를 즐길 수 있게 되었지만 환상적인 향기의 이면에 실내 공기오염이라는 그림자를 달고 다니게 되었다.

역시나 우리에게 좋은 향기를 제공하는 방향제, 향초, 섬유탈취제 역시 실내 공기오염의 주범으로 꼽힌다.

모 방송국 프로그램에서 향초가 실내 공기에 미치는 영향에 대해 실험했다. 실내공기를 정화시켜줄 것으로 믿었던 향초는 자동차 한 대를 방 안에서 공회전시키는 것과 맞먹는 오염물질을 발생시켰다.

그밖에 샴푸, 린스, 화장품 향 등 기분 좋은 향기의 대부분이 인위적으로 만들어진 것으로 그 원료가 석유화합물이다. 알려졌듯 석유화합물은 인체에 알레르기 반응을 일으키며 각종 암의 원인이 되기도 한다.

더 문제인 것은 일부 양심 없는 업자들이, 직접적으로 섭취하는 음식에까지 인공향료를 첨가하는 일이다. 팝콘에서 풍기는 달콤한 버터향, 휘핑크림에서 풍기는 부드러운 우유향 등 거의 모든 향기가 몇 가지 석유화합물을 섞어 인공적으로 만들어낸 것이다. 이런 향을 가까이 할 경우 폐에 심각한 손상을 입히는 것은 물론 인체의 면역력을 떨어뜨리는 원인이 된다.

대기오염이 무서운 또 하나의 이유는 이것이 산성비의 원인이라는 것이다. 지상의 공장과 거리의 자동차에서 내뿜는 질소산화물, 아황산가스 등은 평소에는 대기 중에 머물면서 우리의 폐를 공격하지만 비가 내리면 땅으로 떨어진다. 미세먼지가 포함된 비는 산성을 띠게 되는데 산성도가 pH5.6 이하로까지 내려가기도 한다.

산성비는 금속이나 건축물을 부식시키고 하천과 호수의 생태계를 교란시킨다. 직접적으로 산성비를 맞은 식물은 누렇게 고사하며 동물은 피부에 해를 입는다. 또한 산성비는 땅 자체를 산성으로 바꿔 우리가 먹는 채소의 미네랄 양을 저하시키며 정상적인 성장을 방해하기도 한다.

지상으로부터 25~30km 사이에 있는 오존층은 태양으로부터 날아오는 유해한 자외선을 차단하는 등 지구의 온도를 고르게 유지하는 결정적인 역할을 한다. 하지만 이런 오존층이 대기오염원인 질소산화물, CFC^{Chlorofluorocarbon, 프레온가스} 등에 의해 파괴되고 있다. 지구 온난화는 식물의 서식지를 파괴하는 것은 물론 사막화를 앞당기고, 해수면을 상승시켜 이상기후를 불러일으킨다.

이처럼 대기오염은 생태계를 교란시키지만 직접적으로 인체의 호흡기와 심혈관계의 자율신경을 손상시키며 인체의 면역력을 저하시키고 혈액의 점도를 높인다.

우리 몸은 이런 상태를 극복하기 위해 막대한 효소를 사용하게 되는데 몸에 비축해 둔 효소가 넉넉하다면 문제가 없겠지만 소화작용에 이미 효소를 많이 빼앗긴 경우, 더러운 피는 그대로 몸을 돌다가 대사질환을 일으키는 원인이 된다.

죽은 동물의 공격

1,350kg의 콩은 일 년 동안 22명을 먹여 살릴 수 있지만 이것을 소에게 먹이면 단 한 사람만 고기와 우유를 먹을 수 있다고 한다. 우리가 어릴 때는 소에게 여물을 먹이는 것이 보통이었고 특별식으로 약간의 곡물만 섞어주었다. 하지만 지금의 소는 곡물을 기본으로 사육된다.

소에게 먹일 곡물을 생산하기 위해 지금 이 시간에도 아마존 밀림이 사라지고 있다는 사실을 상기해 보자. 햄버거 한 개를 만들기 위해 필요한 면적이 5~13m²라고 한다. 이렇게 해서 1년에 파괴되는 밀림이 남한 크기에 달한다면?

국내외의 많은 명사들이 채식주의자^{Vegetarian}임을 선언하고 나섰다. 비인도적인 가축 사육방식에 반대하고, 환경보호의 모범을 보이기 위해서이기도 하지만 무엇보다 자신의 건강을 지키기 위해서일 것이다. 배우 송일국은 연예계의 대표적인 채식주의자로서 채식을 하면 영혼이 맑아지는 느낌이 든다는 말을 했다. 그의 경우, 육식을 안 해도 몸에 멋진 근육이 붙은 것을 알 수 있다.

지구상에는 약 10억 명이 식량 부족으로 인하여 '허기'에 시달리고 있는 반면, 10억 명은 고기를 너무 많이 먹어서 '비만'에 시달리고 있다. 간혹, 살코기만 골라 먹으면 고기도 몸에 나쁜 건 아니지 않냐고 물어오는 사람들이 있다. 결론부터 말하면 지방이고 살코기고 간에 육식은 인간의 몸에 부담을 주기 때문에 자제해야 한다.

우리의 치아를 살펴보자. 고기를 찢는 송곳니는 4개밖에 없는데, 채소를 자르는 앞니는 8개, 곡식을 잘게 가는 어금니는 20개나 된다. 이는 무엇을 말하는가. 하루에 육류를 4만큼 먹으면, 곡류 및 야채는 28을 먹어야 한다는 뜻이다. 정확히 7대 1의 비율이다.

우리 신체는 많은 종류의 아미노산을 필요로 하고 또 스스로 만들어내기도 하는데 필수아미노산이라고 해서 우리 몸이 합성하지 못하는 종류가 있다. 이런 필수아미노산은 반드시 음식물을 통해 섭취해야 하는데 현대 영양학에서는 육류에 이런 성분이 많이 들었으므로 고기를 통해 필수아미노산을 섭취할 것을 장려한다. 또한 고기를 먹어야 근육도 생기고 키도 자란다고 말한다.

분명 육류에는 필수아미노산이 다량 포함되어 있고 단백질 함량도 높다. 그렇다고 해서 이런 사실이 육류를 많이 먹어야 한다는 말과 같은 의미는 아니다. 필수아미노산은 약간의 육식만으로도 섭취가 가능하며 기타 콩류를 통해서 얻는 방법도 있다. 단백질의 경우도 마찬가지다. 초식동물은 육식을 하지 않지만 아이러니하게도 자연계에서 덩치가 크고 근육이 발달한 쪽은 육식동물이 아니라 초식동물 쪽이다. 포식자인 사자보다 먹이인 얼룩말의 크기가 더 크지 않은가.

단백질을 먹어야 단백질이 생성된다는 관념 역시 일차원적 사고방식에 불과하다. 우리 몸은 그 자체로 무한한 능력을 가진 연금술사로서 A를 갖고도 B, C를 만들어낸다. 같은 샘물이라고 해도 소가 마시면 우유가 되고, 뱀이 마시면 독이 되지 않는가.

육류에 포함된 지방은 포화지방산으로서 산화되기 쉬운 성질을 가지고 있다. 지방이 산화하게 되면 체내에 활성산소인 프리래디컬이 만들어진다. 프리래디컬은 인체의 노화를 앞당기는 주범으로 알려져 있다.

육식을 좋아하는 사람과 채식 위주로 식사를 하는 사람의 피부를 비교하면 탄력도에 차이가 있음을 알 수 있다. 육식은 노화를 앞당기는 반면 야채에 들어 있는 폴리페놀, 플라보노이드, 베타카로틴, 레티놀과 같은 피토케미컬이 노화를 방지하여 피부를 탱탱하게 만들어주기 때문이다.

또한 인간의 장은 길고 구불구불한데, 전형적인 초식동물의 형태이다. 반면 육식동물의 장은 길이가 짧고 직선으로 이루어져 있다. 장의 길이와 모양이 무슨 대수냐고 물을지도 모르지만 이는 효소의 분비량과 직결된다. 우리 장이 채식에 맞게 설계되었다는 것은 채소의 소화에 효소가 그다지 필요하지 않음을 뜻한다.

채식을 하게 되면 인체가 가진 효소를 아낄 수 있다. 반면 육류를 소화하기 위해서는 심장, 신장, 간 등에서 무리하게 대사효소까지 끌어와야 할 정도로 효소를 많이 필요로 한다. 대사효소의 부족은 각종 질환의 원인이 됨은 물론이다.

가장 심각한 것은 고기에는 식이섬유가 거의 포함되어 있지 않다는 사실이다. 양질의 섬유소는 대변의 용적량을 늘이는 역할을 하는데 섬유소 부족으로 변의 양이 줄어들면, 적은 양의 대변을 배출하기 위해 우리는 배에 힘을 주게 된다. 이런 일이 반복되면 장벽을 이루는 근육이 두꺼워지고 단단해진다.

이렇게 해서 두꺼워진 장이 수축운동을 하면서 장내 압력을 높이는데 와중에 점막이 접히게 된다. 이런 현상은 장벽 곳곳에 곁주머니를 만들게 되는데 의학용어로 게실$_{Diverticulation}$이라고 부르는 이곳에 변이 끼게 되면 빠져나오기가 쉽지 않아 숙변으로 쌓이며, 숙변은 장내 독소를 유발한다.

우리의 식탁에 주로 오르는 육류인 닭, 돼지, 소의 경우 한정된 공간에 갇혀 사육되기 때문에 운동부족으로 인한 극심한 스트레스를 받고 있다. 인간도 그렇지만 스트레스는 동물의 건강에 부조화를 가져와 질병에 약한 체질이 되게 한다. 그로 인해 항생제 등 각종 약물을 투여할 수밖에 없으며 기타 성장촉진제(IGF-1) 등에 의해 가축은 비정상적인 성장의 길을 걷게 된다. 과거의 젖소는 하루 3리터의 우유를 생산했지만 성장촉진제를 투여하여 키우는 요즘 젖소는 하루 30리터씩 우유를 생산한다고 한다.

또한 요즘 젖소는 좁은 공간에 갇혀 하루 종일 젖을 짜다가 햄버거 고기가 되어 팔려나간다. 과거 소는 3년이 되어야 수태를 할 수 있는 어른 소로 자랐지만 각종 약물로 키우는 요즘 소는 단 1년 만에 수태가 가능한 어른 소로 자라기도 한다. 이런 음식이 상에 오른다고 생각해보자. 엄격히 말하면 고기와 우유는 축산물이 아니라 공장에서 만들어진 가공품이다.

매스컴에서 이런 이야기를 대놓고 할 수 없는 것은 축산농가를 보호해야 하기 때문이다. 노골적으로 육식을 자제하라고 하면 소를 키우는 농가에서 항의를 해올 것이므로 '균형 있는 식사를 하라.'는 식으로 슬쩍 바꿔서 말하는 것이다.

건강을 생각한다면 고기보다는 야채, 익힌 야채보다는 생야채가 좋다. 생야채에는 노폐물의 배출을 돕는 섬유질이 많이 포함되어 있으며 생명의 열쇠라고 할 수 있는 효소를 다량 함유하고 있다. 과일을 껍질째 먹는다면 피토케미컬도 섭취할 수 있어 더욱 좋다.

또 하나 빠뜨릴 수 없는 식품이 발효음식이다. 발효된 음식은 그 자체로 효소덩어리라고 할 수 있다. 돼지고기를 먹을 때, 새우젓과 함께 먹는 것도 효소의 작용이 소화를 돕기 때문이다. 시판되는 효소식품이 발효법으로 만들어지는 것을 볼 때 젓갈, 청국장, 김치 등은 인체에 매우 유익한 식품이라고 할 수 있다.

TIP 인간보다 낮은 체온의 육류를 먹자

부득이하게 육류를 먹어야 한다면 인간의 체온보다 기초체온이 낮은 동물을 섭취하는 것이 좋다. 체온이 낮은 동물의 지방일수록 우리 몸속에서 잘 용해되기 때문이다. 참고로 소, 돼지는 인간의 체온보다 약간 높다.

닭의 경우, 40℃를 웃돌아 육류 중 가장 체온이 높다고 할 수 있다. 닭 삶은 물을 하수구에 버리게 되면 종내는 구멍이 막히게 된다. 이게 인체라고 생각하면 참 끔찍한 일이다.

오리는 인체보다 약간 낮은 체온을 가지고 있다. 물에서 생활하는 시간이 많은 오리가 육지에서 생활하는 닭보다 체온이 낮은 것은 당연지사일 것이다. 오리가 건강식품으로 대접받는 것은 바로 이런 이유 때문이다.

오리 기름은 우리 몸속에 들어가면 굳지 않고 흘러내린다. 육류 중 가장 체온이 낮은 것은 뭐니뭐니해도 어패류다. 생선회의 경우, 효소가 파괴되지 않았기 때문에 그중 나은 육류라고 할 수 있다.

정제식품은 음식이 아니다

 식사를 한 뒤 일정 시간이 흐르면 우리는 배고픔을 느낀다. 배고픔은 인체 내 연료가 떨어졌다는 신호이므로 이에 맞춰 밥을 먹게 된다. 식품의 1차 기능이 바로 이런 '영양의 공급'에 있다. 즉 활동에 필요한 힘을 얻고 배고픔을 달래기 위해 우리는 음식을 먹는다.

 사람이 어떻게 밥만 먹고 사느냐? 커피도 마시고, 과일도 먹고, 아이스크림도 먹어야지. 식품의 두 번째 기능이 바로 '맛과 기호를 충족'시키는 데 있다. 삶의 기쁨은 먹는 데 있다고 외치는 사람들이 있다. 맛으로 소문난 집이 있다고 하면 차를 타고 가서라도 꼭 먹어야 직성이 풀리는 미식가들. 생존을 위해 먹는다기보다 입의 즐거움을 위해 음식을 먹는 경우라고 할 수 있다.

 특히 식후 디저트로 먹는 기호식품은 인간의 입을 행복하게 하는 식품으로서 활동에 필요한 에너지를 얻거나 생명을 유지시키는 일과 직접적으로 상관이 없다고 할 수 있다.

내 경우에는 커피를 무심코 마셔왔는데 카페인이 소화효소를 낭비시킨다는 사실을 안 뒤에는 자제하고 있다. 무언가를 끊기 위해서는 단순히 그것이 해로운 물질이라는 인식보다는 구체적으로 어떻게 나쁜지 알고 있어야 한다.

담배가 막연하게 나쁘다는 생각을 가진 사람은 쉽게 끊지 못하지만 담배가 몸을 황폐화시키는 과정과 원리를 알게 되면 자연 담배가 싫어지게 된다. 그래서 공부가 필요한 것이다.

식품의 마지막 기능은 '건강의 증진'이다. 건강식품이란 배고픔의 유무나 맛의 유무에 관계없이 건강을 위해 챙겨먹는 음식으로 이에 대한 정의는 시대에 따라 달라진다. 굶기를 밥 먹듯 하던 시절, 하루 세 끼 먹는 것을 다행으로 알았던 과거에는 곰탕이나 갈비찜이 고단백, 고지방, 고칼로리 삼박자를 갖춘 영양식이었지만 현대에 와서 그런 식품은 고칼로리 음식으로서 건강을 파괴하는 주범으로 꼽히고 있다.

또한 과거에는 식품의 기능이 1차 기능에 머물렀지만, 가구당 평균 소득이 늘고 식품공학의 발달로 식량의 대량생산이 가능해진 현대 사회에서는 식품에 대한 인식이 2차, 3차 쪽으로 기우는 추세다. 이왕 먹는 거 좀 더 맛있게, 좀 더 몸에 좋은 음식으로 골라 먹게 된 것이다.

언제부턴가 우리는 백미, 밀가루, 설탕 등의 정제식품을 매끼니 자연스럽게 먹고 있다. 정제식품이란, 식품 본래의 자연성을 변형시켜 맛이나 모양, 질을 향상시킨 것을 말한다.

즉 인위적인 가공과정을 거치는 동안 식품에 덮여져 있던 섬유질과 영양성분이 분리돼 나간 상태이다. 먹기에 좋고, 보기에 좋은 정제식품은 칼로리 외에는 얻을 것이 거의 없기 때문에 한 마디로 속빈 강정이라고 할 수 있다.

현재 시중에서 파는 백미는 여러 차례 도정과정을 거친 것이다. 도정과정에서 많은 영양소가 깎여 나가기 때문에 식이섬유 등 몸에 이로운 성분이 제로에 가까운 수치로 떨어지게 된다. 그 결과 백미는 탄수화물 덩어리가 되며 당수치(GI) 또한 높아진다.

GI지수가 높은 식품을 섭취하게 되면 혈당 상승속도가 빨라지면서 먹은 지 얼마 안되어 급격하게 허기지기 때문에 과식을 하기 쉽다. 지방의 연소능력은 떨어지는 대신 지방의 저장은 촉진되는 것이다.

입에는 부드럽게 잘 넘어간다고 해도 백미가 가진 해악을 생각하면 하루라도 빨리 현미식으로 바꾸는 것이 좋다. 찰 현미를 섞어 하루 저녁 불렸다 밥을 하면 찰기가 증가되고 조직이 부드러워져 먹기에 부담스럽지 않다. 또한 현미가 발아되는 과정에서 영양이 증가하게 되며 독성이 사라지게 된다. 현미에 습관을 들이면 도리어 정제백미의 심심한 맛이 싫어지게 될 것이다.

빵, 케이크, 라면, 파스타, 피자 등 아이들이 즐겨먹는 간식류의 대부분은 정제 밀가루로 만들어진다. 정제 밀가루는 혈당수치를 급격히 높이고 인슐린을 과다분비시켜 지방의 축적을 촉진시킨다. 또한 밀가루를 수입하는 과정에서 방부제가 첨가되어 소화효소를 낭비하는 결과를 가져오게 된다.

우리 집 아이들도 나 몰래 빵을 사다 먹고는 하는데 그만큼 자기가 먹어오던 음식을 끊는다는 것은 쉬운 일이 아닌 것 같다. 음식이 주는 정신적인 위로를 생각하면 가족에게 무조건 끊으라고 다그치기보다는 보리떡, 감자, 고구마 등의 대체식품을 마련해 주는 것이 좋을 것이다. 정 밀가루 음식이 필요할 때는 통밀가루나 호밀가루로 만든 품목을 골라보자.

설탕의 원료가 되는 사탕수수나무의 수액에는 많은 무기질과 영양분이 포함되어 있다. 하지만 이것이 정제과정을 거치면서 백설탕이 되면 이야기가 달라진다. 정제된 백설탕은 체내흡수가 빨라 신진대사에 동화될 겨를 없이 바로 분해되어 버린다. 배고플 때 단 음식이 당기는 것도 이처럼 뇌를 급속히 진정시켜주는 기능 때문이다.

설탕의 즉각적인 작용은 간과 췌장 등의 장기에 과부하를 일으키며 조직을 산성화시키고 체내 무기질과 다른 영양소들을 빨리 소비시키는 등 인체에 악영향을 끼친다. 사탕, 초콜릿, 과자를 먹는 어린이들이 지나치게 활동적이고 산만한 것도 이와 무관하지 않다.

또한 백설탕을 장기간 섭취할 경우, 세포가 늙고 백혈구가 무력화되는데 이는 인체의 면역력 약화로 이어져 병에 걸리기 쉬운 체질이 된다. 또한 설탕은 자체로 칼로리가 높아 단 음식을 많이 먹을 경우, 당분이 체내에서 중성지방으로 변해 신체 곳곳에 쌓이게 된다. 비만의 원인이 되는 것이다.

그밖에 설탕은 칼슘 등 인체의 미네랄을 빼앗아 골밀도 약화, 동맥경화, 심장마비, 뇌졸중, 저혈당증, 집중력 저하, 우울증, 두통 등의 증세를 발생시킨다. 정제설탕은 한 마디로 비타민 제로, 섬유질 제로, 미네랄 부족의 기형적인 식품이다.

흔히 소금이 고혈압의 원인이라고 생각하지만 인체의 원리를 살펴보면 고혈압이 생기는 과정이 그렇게 단순하지 않음을 알 수 있다. 고혈압이란 우리가 알 듯 병의 일종이 아니라 오염된 혈관 때문에 피의 순환이 자유롭지 않은 상태를 벗어나기 위한 인체의 자정노력이라고 할 수 있다. 신체 구석구석까지 피를 보내기 위해 심장이 강도 높게 펌프질을 하는 것이다.

인체의 혈액에는 0.9%의 염분이 포함되어 있다. 이보다 염분량이 떨어질 경우, 뇌로의 산소공급이 순조롭지 않아 치매에 걸릴 수 있다. 소금의 주성분은 나트륨이지만 기타 마그네슘과 같은 미량 미네랄이 체내 나트륨의 배출을 돕기 때문에 약간 짜게 먹는다고 해도 큰 문제가 될 것이 없다. 이런 사실을 놓고 보면 소금은 혈류의 흐름을 방해하는 주범이 아니라 오히려 혈류의 흐름을 돕는 좋은 역할을 많이 한다고 할 수 있다.

결론적으로 소금을 먹는 것이 나쁜 게 아니라, 미네랄이 결여된 정제수금을 섭취하는 일이 나쁜 것이다. 정제수금은 짜기만 하지 혈류의 순환을 도울만한 미네랄을 갖고 있지 않다. 짜게 먹어서 얼굴이 붓는 경우의 대부분은 정제염을 섭취했기 때문이다. 이때도 두 가지 경우가 있다. 건강한 사람이라면 약간 짜게 먹는다고 해도 대사효소가 달려와 혈류량을 조절해 줄 것이다.

문제는 몸속에 비축해둔 효소가 적은 사람의 경우다. 이 경우 정제소금을 섭취하면 혈압은 계속 올라가 얼굴이 부석부석하게 변하게 된다. 강조하지만 소금 자체만 놓고 보면 역기능보다 순기능이 많은 식품이다. 시장에 가서 소금을 살 때는 조금 비싸더라도 국내산 천일염을 구입하는 것이 좋다.

또한 사람에 따라 혈관이 오염되지 않았는데도 혈압이 높은 경우가 있다. 이는 젊었을 적 지나치게 고생을 한 경우로서 효소를 과다하게 소비, 혈관이 경직된 경우다. 이럴 때도 무조건 소금 섭취량을 줄이기보다 양질의 콜레스테롤(HDL)이 함유된 음식, 효소가 많이 든 음식을 섭취하여 혈관을 부드럽게 만들어 주어야 한다.

마지막으로 정제어유를 꼽을 수 있다. 시중에서 판매하는 에이코사펜타엔산(EPA) 및 도코사헥사엔산(DHA) 등 지방산이 함유된 정제어

유는 생선 등에서 채취한 유지를 가열, 압착한 뒤 이산화탄소를 이용하여 특정 성분만 추출한 것으로서 몸에 유해하다, 무해하다 논란이 일고 있으므로 생선의 경우, 통째로 먹는 것이 안전하다고 하겠다.

과자의 유혹

과거에는 별다른 반찬 없이 식사를 해도 영양 불균형이 심하지 않았다. 현미나 잡곡에 들어 있는 각종 미네랄, 영양성분, 효소 등이 편식의 약점을 보완, 몸을 '정상상태'로 만들어주었기 때문이다. 하지만 현대인은 다양한 식단을 통해 다양한 영양분을 섭취하는 것처럼 보이지만 정작 영양부족 상태에 있다.

언뜻 생각하기에 비만증은 영양이 지나치게 많은 상태 같지만 사실은 영양부족의 결과다. 양적으로는 충분하지만 정제된 음식만 먹어대니, 몸에 꼭 필요한 영양소는 결핍되는 것이다. 인체는 영양소의 부족 혹은 영양 불균형을 칼로리의 부족으로 오해하고, 자꾸만 뭔가 먹어주기를 요구한다. 충분히 먹었음에도 배고픔을 느끼는 것은 이 때문이다. 이때 다시금 정제식품을 섭취한다면 먹으나마나한 결과가 되며 비만의 악순환에 빠지게 된다.

우리 몸은 누가 시키지 않아도 자동적으로 필요한 영양소를 찾게 되어 있다. 즉 뭔가 먹고 싶다면 몸에 그 영양소가 부족하다고 보면 된다. 하지만 예외적으로 염분, 당분, 지방 이 세 가지는 술처럼 중독성이 있어 몸이 필요로 하지 않는데도 마치 원하는 것처럼 우리 몸을 속인다. 이런 사실을 상업적으로 이용하는 부류가 제과업자들이다.

아이들이 좋아하는 스낵류는 짭짤하고, 달콤하며, 기름에 튀긴 것들이다. 이런 음식은 매일 먹어도 물리지 않으며 먹으면 먹을수록 더 찾게 되는 경향이 있다. 스낵류에 대해서는 사람들의 호오가 극단적으로 엇갈리는데 평소에 과자를 먹지 않는 사람은 그게 왜 맛있는지 전혀 모를뿐더러 싫어하기까지 한다. 마치 어린아이가 담배 피우는 어른을 이해하지 못하는 것과 같다. 하지만 스낵을 매일 먹는 사람은 잠시라도 입에 넣지 않으면 허전함을 느낀다.

과자류의 단맛은 액상과당(HFCS)이라고 하는 옥수수 추출물을 바탕으로 하고 있다. 액상과당은 설탕보다 더 복잡한 정제과정을 거쳐 탄생되는데 옥수수에 있어 소화가 되지 않는 모든 부분을 제거한 뒤 단맛만 추출해 낸 것이다. 액상과당은 설탕보다 맛이 달지만 포만감을 주는 호르몬인 렙틴의 분비를 막아 인체로 하여금 배부름을 느끼지 못하게 하기 때문에 한 번 잡으면 끊임없이 먹게 되는 경향이 있다.

흔히 동물성 기름을 많이 섭취하면 살이 찌고, 식물성 기름을 먹으면 몸에 좋다고 생각하는 경향이 있다. 올리브기름의 경우 혈행을 개선시켜 노화예방에 좋다는 인식이 있는 반면 돼지 삼겹살은 체내에 축적되어 비만의 원인으로 꼽힌다. 그래서인지 사람들은 올리브기름으로 튀긴 식품은 얼마든 먹어도 좋다고 생각하는 경향이 있다. 과연 그럴까.

일단 튀기는 것 자체가 몸에 권장할만한 조리법이 아니다. 튀기면 맛은 향상될지 모르나 음식 속에 배어 있는 기름이 소화작용을 둔화시킨다. 또한 튀긴 음식은 위산을 과다하게 분비시켜 조직을 산성화시키며, 맵거나 뜨거운 음식을 먹을 때처럼 마음을 들뜨게 한다.

흔히 비가 오면 부침개를 부쳐 먹고 싶은데, 이는 기름진 음식이 비로 인해 가라앉았던 마음에 활력을 주기 때문이다. 튀긴 음식을 과도하게 먹으면 교감신경이 활성화되어 대사효소가 과도하게 소모되는 결과를 초래한다.

더구나 여러 번 반복해서 튀긴다면 몸에 더욱 해롭다고 할 수 있다. 식물성 기름을 열로 조리하게 되면 트랜스지방으로 변질되는데 트랜스지방이란 자연에 존재하는 지방이 아닌 기타 유지를 전부 일컫는 말이다. 트랜스 기름, 수소화 기름, 고리형 기름으로도 불린다.

원래는 식물성 기름에 수소를 첨가하여 쇼트닝이나 마가린 같은 고체형태로 만드는 과정에서 만들어지는 것이지만 올리브유나 포도씨

기름 등 일반 식용유를 볶고, 튀기는 과정에서도 발생한다. 특히 올리브유로 식품을 튀기면 트랜스지방 중에서 가장 나쁜 트랜스형인 엘라이드산Elaidic acid이 생긴다.

팝콘, 냉동피자, 감자튀김, 닭튀김, 케이크, 도넛, 패스트리, 쿠키 등에 주로 많이 들어 있는 트랜스지방은 몸에 해로운 콜레스테롤(LDL) 수치를 증가시키고 이로운 콜레스테롤(HDL) 수치를 낮추는 것으로 알려져 있다.

또한 필수지방산의 결핍을 초래하여 인체 내의 생리현상을 무질서 상태로 빠뜨리며 유전자정보를 교란하고, 세포막을 망가뜨리며, 면역기능을 방해한다. 그밖에 심장병, 동맥경화증, 간암, 유방암, 위암, 대장암 등의 원인으로 알려져 있으며 운동을 열심히 해도 배출이 쉽지 않아 동물성 포화지방보다 더 해롭다고 할 수 있다.

지나친 칼슘 섭취가 부를 수 있는 돌연사

흔히 칼슘이라고 하면 뼈를 구성하는 물질로만 생각하기 쉽지만 인체의 다양한 생명현상에 적극적으로 관여하고 있다. 칼슘은 혈액에도 소량이 포함되어 있는데 전체 칼슘의 99%가 뼈에 있다면 나머지 1%는 혈액에 존재한다.

누가 때리려고 하면 자기도 모르게 눈을 움찔거리는 것은 우리의 신경이 외부자극에 대하여 반사적으로 움직이기 때문이다. 이때 신경과 근육에 대하여 수축과 이완을 담당하는 것이 바로 혈액에 든 1%의 칼슘이다. 칼슘이 외부의 정보를 파악하여 신경에 전달해준다. 칼슘을 정보메신저라고 부르는 것도 이러한 기능 때문이다.

칼슘은 그 외에도 세포 내 단백질과 반응하여 체내 모든 효소반응을 촉진하며, 유해균을 청소하는 백혈구를 활성화시킨다. 체내에 칼슘이 부족하면 감기에 잘 걸리게 되며 알레르기 반응을 유발하기도 한다.

이처럼 중요한 칼슘의 기능 때문에 많은 영양학자들이 칼슘보조제를 섭취할 것을 권장하고 있으며 시중에서 판매하는 오렌지주스나 치즈의 경우 포장지에 칼슘이 보강되었다는 문구를 자랑스레 표기하고 있다. 그러나 문제는 이렇게 해서 과다하게 섭취하는 칼슘의 양이다.

적정량의 칼슘은 세포활동에 꼭 필요하지만 도가 지나칠 경우, 마그네슘과의 불균형으로 인해 돌연사를 일으킬 위험이 있다.

마그네슘은 칼슘과 짝을 이루어 근육의 활동을 통제하는 역할을 한다. 즉 우리가 근육에 힘을 주면 혈액에 있던 칼슘이 근육세포 속으로 흘러들어가 근육을 수축시키는데 이때 세포 안에 있던 마그네슘은 세포 밖으로 흘러나와 자연스럽게 근육을 이완시키게 되는 것이다.

운동을 하다가 다리에 쥐가 나는 것은 체내 칼슘이 근육을 수축시킨 후에, 마그네슘이 이완에 관계하지 못해서이다. 마그네슘은 운동을 하거나 스트레스를 받을 경우 급격하게 소모되는데 만약 쥐가 잘 나는 타입이라면 마그네슘 부족을 의심해야 한다.

칼슘은 자극 전달물질로서 본디 혈액 속에 있어야 정상이다. 그러나 지나친 칼슘 섭취로 인해 혈액 속에 있어야 할 칼슘이 세포 안으로 침투하게 되면 필요 이상으로 근육이 자극을 받아 몸에 경련이 일어나게 된다. 몸이 피로하거나 스트레스를 받으면 눈꺼풀이나 뺨 근육이 저절로 실룩거리는 것도 단순히 몸이 약해졌거나 일시적인 스트레스 때문이 아니라 칼슘과 마그네슘의 섭취가 불균형을 이루었기 때문이다.

심할 경우, 관상동맥에 경련이 일어나 부정맥과 협심증을 발생시키며 혈액순환이 정지될 수도 있다. 젊은 나이에 과로사하거나 돌연사하는 대부분의 경우가, 칼슘과 마그네슘의 부조화 때문이다.

요즘 원룸에 거주하는 미혼남성, 미혼여성이 늘고 있다. 이들은 제대로 된 식사 대신 패스트푸드와 편의점 음식으로 배를 채우는 경우가 많은데 편의성 위주로 조리된 식품에 각종 영양소와 미네랄이 골고루 들어가 있기를 바라는 것은 무리일 것이다.

칼슘과 마그네슘의 균형을 맞추기 위해서는 무엇보다 자연식을 해야 한다. 햇빛을 보고 자란 야채, 현미, 콩에는 인체가 필요로 하는 미네랄이 골고루 함유되어 있다. 돌연사를 방지하기 위해서는 이런 재료로 만든 현미밥, 된장찌개, 야채 요리를 챙겨먹는 것이 좋다.

요즘 TV를 틀면 칼슘섭취를 위해 우유를 마시자고 외치는 유제품 업체의 광고가 화면을 장식하는 것을 볼 수 있다. 이런 광고에 힘입어 많은 사람들이 우유가 마치 건강의 열쇠인 것처럼 오해하는 경향이 있다. 심지어 우유에 든 기본적인 칼슘으로도 모자라 칼슘이 보강된 우유와 치즈도 날개 돋친 듯 팔린다.

학교는 급식을 통해 일률적으로 어린이에게 우유를 공급하고 있으며 가정에서는 아이들 키를 키워야 한다며 자녀들에게 강제로 우유를 마시게 한다. 과연 아이들에게 매를 들어야만 폭력인 걸까. 잘못된 음식을 강제로 먹이는 것도 폭력이다.

서구인과 달리 우리의 장은 우유에 약하다. 낙농이 발달하지 않은 동양에서는 우유를 마실 기회가 적기 때문에 젖당을 분해하는 락타아제 효소를 활성화시킬 필요가 없었다. 일각에서는 젖당을 분해하지 못하는 증상을 '유당불내증'이라고 해서 병처럼 취급하기도 한다. 그러나 정확히 말하면 유당불내증은 병도 아니고 약점도 아니다. 지역적, 유전적 특수성으로 인해 우유를 분해하는 효소가 부족할 뿐이다.

우유를 소화시키지 못하는 사람을 촌스럽게 여기거나 열등하게 생각하는 인식은 바뀌어야 하며 개인에 대하여 우유를 먹지 않을 권리 역시 주어져야 한다. 어려서부터 우유를 많이 마신 어린이는 포화지방산 과다로 인해 비만이나 고지혈증, 당뇨에 걸릴 확률이 높으며, 젖소에게 투여한 성장촉진제(IGF-1)의 영향으로 성조숙증에 걸릴 수 있고, 우유단백질이 일으키는 알레르기로 인해 고통 받을 수 있다.

소아당뇨의 가장 큰 원인 중 하나가 우유의 과다섭취라는 연구결과가 있다. 성인당뇨도 마찬가지지만 어떤 질환에 노출되어 있다고 하면 우유 섭취를 자제하고 효소와 영양이 많이 함유되어 있는 야채, 과일 등으로 식단을 바꾸는 것이 좋다.

우유에 다량의 칼슘이 들어 있는 것은 사실이지만 마그네슘의 함량은 극히 미미하다. 오로지 칼슘을 섭취하기 위해 우유, 요구르트, 치즈 등을 장복하는 것은 미네랄의 불균형을 가져와 건강에 심각한 위협이 된다.

마음의 독, 스트레스

'아, 열 받아!' 애들이고 어른이고 할 것 없이 수시로 입에 올리는 말이다. 과거에는 유행처럼 '스트레스 받는다.'는 말을 많이 썼는데 요새는 '열 받는다.'는 말을 더 흔하게 쓴다. 우리말이 외래어로 변질되고 있어 골치인 가운데 이 경우만큼은 도로 우리 것을 찾아가는 것 같다.

스트레스의 어원을 살펴보면 라틴어인 Stringer(팽팽히 죄다; 긴장)이다. 즉 스트레스란 인체가 갖는 긴장감을 말한다. 개중에는 좋은 스트레스도 있어 삶에 강한 동기를 부여하기도 하지만 일반적으로 스트레스는 부정적인 이미지를 지니고 있다.

외부에서 스트레스가 가해질 경우 인체는 이에 대해 스스로 적응노력을 기울이는데, 그 도가 지나칠 경우 자율신경계가 교란된다. 불안이나 우울, 무력감 등 처음에는 정신적인 문제가 발생하지만 증상이 심할 경우, 신체의 질환으로 전이된다.

내과 입원 환자의 70% 정도가 스트레스와 연관되어 있다는 연구결과가 있듯 스트레스는 신체건강에 지대한 영향을 미친다. 장기간 스트레스를 받으면 자율 시스템에 교란이 오고 면역 기능이 떨어져 질환에 걸리기 쉬운 상태가 된다. 학계의 보고서에 의하면 신체 면역력의 60%가 장에서 만들어진다고 한다.

흔히 극도의 긴장감을 '똥줄 탄다.'고 표현한다. 혹은 '애간장이 녹는다.'고도 한다. 애간장이 녹는다는 것은 간과 장이 상할 만큼 스트레스가 극심하다는 뜻이다. 캐나다의 내분비학자 셀리Selye는 유명한 생쥐 실험을 통해 스트레스와 장 연동운동과의 연관성을 증명했다. 생쥐에게 먹이를 준 후, 전기자극을 주었더니 위장이 즉각 움직임을 멈추더라는 것이다. '개도 밥 먹을 때는 안 건드린다.'는 속담이 있다. 개도 밥 먹을 때 스트레스를 주면 소화불량에 걸린다는 말일 것이다.

스트레스로 인한 자율신경계의 습관적인 교란은 과민성 대장증상으로 발전하기도 한다. 식사 후 복통을 느끼거나 복부 팽만감, 설사 등의 문제가 일어나면 과민성 대장증상을 의심해야 한다. 과민성 대장증상처럼 스트레스로 인한 장의 문제는 장의 문제만으로 그치지 않고 순환계 문제로 이어진다는 데 사태의 심각성이 있다. 과민성 대장증상에 걸릴 경우 가장 먼저 타격을 입는 곳이 혈액이다.

원래 혈액을 비롯한 체액은 약알칼리성을 띠고 있어야 정상이다. 하지만 장으로부터 영양공급을 받지 못한 혈액은 금세 산성이 된다. 우리 몸은 혈액의 pH농도를 조절하기 위해 정상화 시스템을 가동시킨다. 신체의 다른 부분에서 알칼리성인 칼슘을 끌어다 쓰게 되는 것이다. 칼슘이 가장 많은 곳은 어디일까. 당연히 뼈다. 혈액에 칼슘을 빼앗긴 뼈는 골다공증에 걸린다. 우리나라 여성에게 골다공증이 많은 것도 스트레스로 인해 뼈가 약화된 것이 이유가 아닐까.

여기서 잠깐 생각해보자. 칼슘은 뼈에서 빼앗아 왔는데 마그네슘은 어디서 가져와야 할까. 미안하게도 우리 몸에 마그네슘이 저장된 곳은 없다. 이제부터는 골다공증이 문제가 아니라 근육의 지나친 수축이 문제가 된다. 수축이 경미할 때는 얼굴에 경련이 일고 다리에 쥐가 나는 것으로 그치지만 심할 때는 혈관이 수축되어 돌연사에 이르게 된다.

산업사회에 접어들기 전까지만 해도 사람들은 그다지 바쁠 것이 없는 생활을 했다. 세상의 변화가 적었기 때문에 새로운 일에 적응하기 위해 들이는 노력도 적었다. 하지만 현대사회는 다변화 사회이며 정보가 넘치는 사회다.

버스를 타면 라디오가 켜져 있고 엘리베이터를 타면 광고화면이 우리를 맞이한다. 듣기 싫어도 들어야 하고 보기 싫어도 봐야 한다. 스마트폰을 비롯해서 날이면 날마다 새로운 기기가 쏟아져 나오고 우리는 새로운 작동법을 익히느라 분주하다. 그야말로 현대인의 몸은 온갖 긴장요인에 의하여 팽팽한 줄처럼 당겨져 있는 것이다.

우리는 사회를 벗어나서 살 수가 없다. 이 말은 스트레스 없이 살기 힘들다는 말이다. 과도한 스트레스는 자율신경 시스템에 이상을 일으켜 몸 전체의 밸런스를 무너뜨리는 결과를 초래한다. 흔히 의사들은 병의 원인이 분명하지 않을 때 신경성이다, 심인성이다 라고 이야기한다. 이 말은 단순히 육체에는 문제가 없다는 뜻이 아니라 마음의 병이 몸의 병으로 전도되었음을 뜻한다.

건강하게 살기 위해서는 마음을 느긋하게 갖고 세상을 이해하는 마음이 필요하다. 미네랄과 효소가 고루 포함된 식품을 섭취하고, 물을 많이 마셔 피로물질을 씻어내야 하며, 몸을 따뜻하게 해서 피가 잘 돌게 해야 할 것이다.

약Pharmacy의 어원은 독이다

고대 그리스에서는 약이라는 단어와 독이라는 단어가 같은 의미로 쓰였다. 파르마콘Pharmakon은 독이면서 해독제이고, 병인 동시에 치료제라는 다양한 의미가 포함된 단어였다. 현대철학에서 파르마콘은 해로우면서 동시에 유익한 것이라는 이중적 의미로 공유되고 있다. 약국을 드럭스토어Drug-store라고도 하지만 Pharmacy라고도 하는데 바로 이 '파르마시'가 파르마콘에서 파생된 단어다.

아이가 열이 나서 병원에 가면 의사는 해열제를 처방해준다. 부모는 의사가 준 것이니 믿고 아이에게 약을 먹인다. 이때 아이가 약 때문에 열이 내려갔다고 해서 정말 병이 다 나았다고 믿어선 안 된다. 우리가 알아야 할 것은, 해열제가 열은 내리게 해주지만 병까지 치유하지는 않는다는 사실이다.

몸에 열이 나고 쑤시고 아픈 것은 병이 아니라 우리 몸이 병에 대하여 싸우고 있다는 증거다. 통증·염증·발열은 우리 몸의 자생력이 살아있다는 뜻이기 때문에 섣불리 제거하려고 해서는 안 된다.

백혈구는 우리 몸의 군인으로서 세균이 침입하면 즉시 달려가 무찌른다. 이때 백혈구의 활동을 돕는 촉매제가 효소인데, 효소는 체온보다 높은 상태에서 활성화된다. 몸의 발열은 강한 백혈구를 만들기 위해 인체가 효소를 활성화시키는 과정이라고 할 수 있다.

항생제는 세균을 죽일 수 있어도 인체를 감염시킨 바이러스는 죽일 수 없다는 것이 정설이다. 항생제는 박테리아의 세포벽을 공격하는데 바이러스는 세포벽 자체를 갖고 있지 않기 때문에 일률적인 항생제로는 죽일 수가 없다. 바이러스처럼 백약이 무효하고 변종이 다양한 개체는 면역력을 통해 이겨내야 한다. 면역력을 갖추는 가장 확실한 방법이 혈액정화를 통한 대사기능의 활성화다.

신이 우리를 창조할 때는 하나의 우주로서 창조했다. 우주는 시계의 초침이 흘러가듯 일정한 법칙에 의해 움직인다. 아침이 되면 해가 뜨고, 밤이 되면 달이 뜬다. 이것은 우주가 만들어진 이후 한 번도 변하지 않은 우주의 원리다. 우주가 순환운동을 하듯 우리 몸 역시 '항상성' 운동을 하고 있다. 항상성Homeostasis이란 우리 몸이 정상을 향해 움직이는 현상을 말한다. '자연치유력'이라고 하면 이해가 빠를지도 모르겠다.

아이들 치아교정을 할 때 보면 이가 예쁘게 된 후에도 한동안 고정

장치를 하고 있어야 한다. 이는 치아가 원래의 자리를 찾아가기 위해 저절로 움직이는 것을 막기 위해서다. 이처럼 우리 몸은 원래 자리를 알고 있어 그곳으로 향해 간다. 우리가 세상에 태어났다는 것은 신으로부터 건강보증서를 받았다는 의미이다. 사는 동안 우리 몸은 정상적인 몸을 위해 나아가지 결코 비정상적인 몸을 지향하지 않는다.

병균을 무찌르느라 한창 열을 올리고 있는 몸에 대고 독을 주입한다고 생각해보자. 이는 몸을 돕는 것이 아니라 몸의 항상성을 죽이는 결과를 초래한다. 우리 몸은 병과 싸우기 위해 효소를 사용하는 한편 외부에서 들어온 독을 배출하기 위해 또 다시 효소를 소비해야 한다. 이중으로 효소를 낭비하는 결과를 부르는 것이다.

동물은 몸이 아프면 아무 것도 먹지 않고 가만히 누워서 앓는다. 말 못하는 동물일지라도 자기 몸이 낫는 법은 알고 있기 때문이다. 우리는 우리 몸을 믿어야 한다. 가장 좋은 의사는 우리 몸이다. 몸이 아파 입맛이 떨어지는 것은, 몸이 죽으려고 기를 쓰는 게 아니라 소화에 쓰일 효소를 아껴 병 치유에 투입하고자 함이다. 방어능력의 일환인 것이다.

단식Fasting은 장에게 일거리를 주지 않음으로써 우리 몸이 인체를 치유하는 데 전력을 기울이도록 하는 효과를 가져온다. 몸에 열이 날 때는 아무 것도 먹지 않고 열이 다 빠져나갈 때까지 휴식을 취하는 것이 가장 좋은 치유법이다.

한 발 나아가 몸이 아플 때는 마음껏 아픈 것이 좋은 것이라는 생각을 가져야 한다. 우리 몸은 병을 경험함으로써 병을 극복할 수 있는 힘을 얻는다. 적을 알아야 싸움에 이긴다는 말이 있다. 열 조금 난다고 조르르 병원으로 달려가기보다 머리 싸매고 끙끙 앓아눕는 게 건강에 유익하다. 다 아프고 난 뒤에 털고 일어나 바른 식사를 하고, 운동을 해서 병과 싸울 힘을 길러야 한다. 건강은 건강할 때 지킨다는 말은 바로 이런 뜻일 것이다.

서양의학이 의학계 전체에 미친 공로 자체를 무시하는 것은 아니다. 하지만 증상치료에 치중하는 '대증요법'은 현대인의 주요 질환에 대하여 전혀 대처하지 못하고 있다. 일개 인간이 우주를 마음대로 조정할 수 있다고 믿는 것 자체가 오만이 아닐까.

내가 만나 본 양의(洋醫) 중에는 대증요법에 대하여 '몸에 대한 불경죄'라고 고백한 분도 있었다. 병원을 찾아오는 환자에게는 약을 처방하지만 자기 자식에게는 약을 주지 않는다고 고백한 의사도 있었다. 아무리 의사가 소신껏 진료하려고 해도 환자들이 '직방으로 듣는 약'을 원하면 의사는 줄 수밖에 없다. 자본의 논리 안에서 의사들도 먹고 살아야 하기 때문이다. 이런 의미에서 의약서비스 문화를 바꿀 사람은 의사라기보다 소비자라고 할 수 있다.

운동부족이 체온을 떨어뜨린다

　지난 세월 동안 인류는 수렵, 채집, 경작 등의 육체적 활동을 통해 생명을 지켜왔다. 하지만 산업혁명을 겪으면서 대부분의 육체노동을 기계에 양보하게 되었고 현대에 들어서는 컴퓨터 앞에 앉아 보내는 시간이 늘게 되었다.
　이로 인해 인체의 발열기관인 근육을 사용할 일이 줄어들게 되었는데 자연스럽게 체온도 함께 내려가게 된 것이다. 50년 전과 비교하면 현재 우리의 평균체온은 1도나 더 떨어졌다고 한다. 육체활동의 근간이 되는 신체기관은 뼈와 근육이다. 특히 근육은 인체 내 단백질 저장고로 생명기능을 담보하며, 수축·이완운동을 통해 몸의 혈류를 원활하게 해주고, 발열기능으로 체온을 유지시켜 준다.
　신생아의 경우 몸에 전혀 근육이 없는 것처럼 보이지만 아직 발달되지 않은 상태일 뿐, 인간이라면 누구나 일정한 숫자의 근섬유를 가지고 태어난다. 비만한 사람의 경우에도 근육이 없는 것이 아니라, 체지방에 가려서 겉으로 드러나지 않을 뿐이다.

근섬유는 인간의 성장과 비례하여 발달하는데 몸의 움직임과 영양 섭취가 바탕이 된다. 멧돼지의 경우, 겉으로는 뚱뚱해 보이지만 일반 집돼지에 비해 운동량이 많기 때문에 근육의 벌크가 크다. 살이 많은 멧돼지가 항생제 주사 한 번 맞지 않고 산속을 펄펄 뛰어다니는 것은 근육이 체온을 높여 신진대사를 좋게 하기 때문이다.

운동을 하게 되면 근육에 자극이 가해지면서 근섬유가 찢어진다. 달리기를 하고 나서 다리가 당길 때가 있는데 이는 근육이 운동을 통해 상처를 입기 때문이다. 근육의 상처는 휴식과 영양공급을 통해 회복되는데 운동을 하기 전보다 훨씬 강한 상태로 초과 회복된다. 이것이 근육성장의 메커니즘이다.

근육이 성장하면 상대적으로 근육에 의한 체면적이 넓어져 지방층이 얇아 보이는 가시적인 효과가 나타나며 체온이 올라가고 기초대사량이 높아져 몸 전체의 신진대사율이 좋아지게 된다. 근육을 몸속의 보일러라고 부르는 것도 이러한 이유 때문이다.

정상적인 근육량을 보유한 사람의 경우, 체온이 36.5도이다. 여기서 조금만 떨어져도 신체에 이상이 발생하기 시작한다. 체온이 1도 떨어질 경우 가장 먼저 장이 피해를 입는다.

내가 어렸을 때, 어머니는 아무리 더운 여름이라도 배에 이불을 꼭

덮어주셨다. 배가 차가우면 가장 먼저 효소의 활성도가 떨어지게 되는데 이는 장내부패의 원인이 되어 배탈과 설사를 일으키게 된다. 또한 장의 운동능력을 떨어뜨려 변비를 유발하기도 한다. 소화계 이상은 대사이상으로 전이되므로 아무리 더운 여름일지라도 체온을 유지해야 건강을 지킬 수 있다.

현대인에게 만성질환이 흔한 이유 중의 하나가 장의 온도를 유지하지 못한 탓이다. 그 외에 피부 민감도가 올라가 아토피, 천식, 비염 등 알레르기가 발생하기 시작한다.

여기서 조금 더 떨어져 체온이 35℃가 되면 기초대사량이 12% 감소하고, 혈류의 흐름이 나빠져 암세포가 활성화되며, 면역력이 저하되어 온갖 질병이 활개를 치게 된다. 이보다 더 체온이 떨어져 32도가 되면 내장기능이 완전히 정지하고 뇌가 활동을 멈추어 환각 등을 보게 된다.

심각한 것은 어린아이의 체온마저 갈수록 낮아지고 있다는 사실이다. 원래 성장기에 있는 어린아이는 대사기능이 활발하기 때문에 체온도 높다. 우리 어릴 때는 조금만 뛰놀아도 땀이 많이 나서 수시로 겉옷을 팽개치곤 했는데 요즘에는 땀 흘리는 아이를 찾아보기 어렵다. 밖에 나가 노는 대신 주로 방에 틀어박혀 인터넷 게임에 묶여 지내기 때문이다. 어린아이는 어른과 달리 면역체계가 완성되지 않았기 때문에 체온이 떨어질 경우, 매우 위험한 상태에 놓인다.

몸이 아플 때, 발열이 있는 것은 우리 몸이 효소를 활성화시키기 위해 열을 끌어올리기 때문이다. 효소는 우리 몸의 신진대사와 생명활동을 담당하는 단백질 분자로서 40도에 가까울수록 활발하게 기능한다. 효소는 백혈구 활동을 촉매하는 등 우리 몸이 질병을 이기는 데 있어 매우 중요한 역할을 한다.

무력감, 우울증 등 현대인을 괴롭히는 마음의 질환 대부분이 몸을 움직여 땀을 흘리지 않기 때문에 발생한다. 인간은 한 자리에 가만히 서 있는 식물이 아니기 때문에 움직여야만 몸의 활력을 얻을 수 있다. 마음의 활력 역시 인체의 신진대사 과정을 통해 얻어지기 때문에 건강한 정신을 갖기 위해서는 몸의 활력에 기댈 수밖에 없다. 몸과 마음은 꼬리를 물고 이어지는 둥근 고리구조로 연결되어 있어서 어느 한 쪽이 침체되면 함께 나빠지는 경향이 있다.

또한 운동을 하면 직접적으로 몸속에 남아도는 당분과 지방을 연소시키는 효과가 있다. 당뇨환자의 경우 혈관 속의 당분이 줄어들며 비만인의 경우, 지방세포를 감소시키는 결과를 얻게 된다.

이처럼 현대인에게 찾아오는 많은 병의 원인은 운동의 기회가 적기 때문이다. 이러한 사실을 알면서도 많은 사람이 바쁜 일과를 핑계로 운동을 실천하지 못하고 있다. 어떻게 해야 우리는 운동부족으로 인한 체력의 손실을 줄이고 건강을 유지할 수 있을까.

인체정화 외에는 대안이 없다

우리의 몸은 어느 기계보다도 정교하게 설계되었다. 눈, 코, 입의 역할이 다르고 팔과 다리의 역할이 다르다. 우리 몸에서 불필요한 부분은 하나도 없으며 심지어 편도선, 맹장 등 인간이 수술로 쉽게 떼어버리는 것도 다 자기 역할이 있다.

이처럼 정교하게 제작된 우리 인체는 호흡, 소화, 대사작용의 긴밀한 상호작용을 통해 유지된다. 우리가 입을 통해 먹은 것과 호흡기를 통해 받아들인 것이 피가 되어 우리 몸 구석구석을 돌며 영양과 산소를 공급하는 것이다.

현대에 접어들면서 열을 가하고, 먹기 좋게 벗겨내고, 각종 화학합성물질을 첨가하고, 기름에 튀긴 음식이 우리의 식단을 구성하게 되었다. 이런 음식은 인체를 빠르게 오염시키고, 기능을 떨어뜨려 생명현상 전반에 걸쳐 문제를 일으키고 있다.

이로 인해 비만, 고지혈증, 고혈압, 지방간, 협심증, 당뇨, 뇌경색 등 만성대사질환이 만연하게 되었는데 이는 인류역사상 최초로 경험하는 것이라 할 수 있다.

현대인의 주요 질환인 당뇨, 심장병, 중풍, 암의 대부분은 인체에 쌓인 노폐물을 해결하지 못해 발생한다. 특히 인체 내 지방세포는 화학합성물질의 저장소로서 당뇨, 고혈압, 암 등 치명적인 질환이 비만과 관계가 있다.

대개의 당뇨는 그 자체로 병이라기보다 세포에서 정상적으로 활용하지 못하여 생긴 필요 이상의 혈당을 몸 밖으로 최대한 빨리 배출시키기 위해 몸이 행하는 자구책이다. 필요 이상의 당은 혈관이나 조직을 삭게 만들기 때문인데 이는 사탕을 물고 자면 입안이 아리고 치아가 삭는 현상과 같은 것이다.

고혈압의 경우, 탁한 혈액으로 인해 혈관이 좁아지면서 같은 양의 피를 보내기 위해 몸이 스스로 압을 높인 것이 첫 번째 원인이고, 두 번째 원인은 신장의 사구체가 오염된 혈액을 거르다가 막히면서 우리 몸이 혈액을 잘 걸러내기 위해 압을 높인 것이다.

이는 마치 정수기 필터가 탁한 물을 거르다가 막히면 보통의 압력으로는 거를 수 없고 수압을 높여야만 걸러낼 수 있는 원리와 같다. 고혈압 역시 병이 아니라 우리 몸 스스로 생명을 연장하기 위해 자구책을 발현시킨 것이다.

암의 경우도 마찬가지다. 대사계의 교란으로 인해 정상세포가 죽을 위험에 처하면 우리 인체를 구성하는 세포는 조금이라도 더 생명을 유지하기 위해 비정상적인 세포들로 변하게 된다. 암세포란 넓은 의미에서 볼 때, 병이 아니라 생명연장의 한 방법이다.

인체정화의 핵심은 오염된 신체를 비우기와 채우기를 통해 비만, 고혈압, 당뇨, 암 등으로부터 인체를 되살리는 것에 있다.

개와 고양이도 몸이 안 좋으면 음식섭취를 중단하고 건강이 회복되기를 기다린다. 감기에 걸리면 입맛이 없는 까닭은 스스로 인체 내의 부분적, 또는 전체적인 휴식을 유도하여 기관의 정상화를 유도하기 때문이다.

인체정화는 물단식을 기본으로 하는 디톡스^{Detox} 혹은 해독요법과는 성격이 다르다. 왜 그런지 지금부터 그 원리를 알아보자.

정상적인 신진대사의 경우, 체내 지방산이 포도당의 도움을 받아 에너지로 변환되는 과정을 거치는데 물단식을 하게 되면 포도당이 유입되지 않은 상태에서 지방산 혼자 에너지를 만들어낼 수밖에 없게 된다.

즉 비정상적인 에너지생산 방식에 들어가게 되는 것이다. 지방산과 지방산의 결합은 케토닉에시드$^{Ketonic\ acid}$라고 하는 산을 만들어내게 되고 이로 인해 혈액이 산성이 되면 케톤증^{Ketosis}으로 이어진다.

케톤증이 발생하면 인체는 혈액을 약알칼리(pH7.35)로 맞추기 위해 항상성을 발현시키게 되는데 체내에서 칼슘을 끌어다 쓰게 된다. 인체 내에서 손쉽게 칼슘을 구할 수 있는 곳이 뼈다. 칼슘이 빠져나간 뼈는 구멍이 숭숭 뚫리게 된다.

상식적으로 생각힐 때, 물로는 기름때를 뺄 수 없다. 물단식은 지방을 제거하지 못한 채 근육만 소멸시키며 '뼈의 약화'라는 심각한 부작용을 초래하게 된다. 이런 부작용 때문에 물단식은 현대인들의 몸을 망가뜨리는 단식, 매우 위험한 단식이라고 할 수 있다.

뼈를 상하게 하지 않으면서 해독에 성공할 수 있는 방법은 복합발효배양물을 바탕으로 하는 '인체정화' 밖에 없다. 인체정화프로그램은 인체에 공급되는 탄수화물과 지방을 끊음으로써 소화기관에 휴식을 주는 동시에 복합발효배양물의 개입을 통해 건강한 방식으로 지방세포의 연소를 유도한다.

이를 집수리에 비교해보자. 왜 어떤 집은 깨끗한 상태를 유지하는데 어떤 집은 망가진 채 엉망으로 사는가. 수리가 힘든 집의 경우 세 가지 이유가 있을 것이다. 먼저, 집을 수리하는 기술자(효소)의 수가 현저하게 부족한 경우다. 기술자 혼자 망가진 집을 고치려고 하면 한계가 있다.

두 번째로 기술자의 능력(일반효소)이 부족해서이다. 싱크대 기술자는 싱크대만 고칠 수 있다. 창틀과 문짝, 배관까지 모두 고치려면, 만능기술자(복합발효배양물)가 필요하다.

세 번째, 집주인이 도움을 주지 않는 경우이다. 카펫을 갈아야 하는데 집주인이 거실에 앉아 TV를 시청한다거나 식탁에 앉아 음식을 먹고 있으면 아무리 기술자가 애를 써도 효과적으로 공사를 할 수 없다.

인체정화프로그램의 경우, 복합발효배양물이라고 하는 만능기술자를 대거 투입하여 효과적으로 몸을 수리하는 방법이다. 이때 우리는 집주인으로서 만능기술자의 작업을 도와야 할 것이다.

인체정화프로그램은 복합발효배양물과 인체의 협력 하에 몸을 새 것으로 교체하는 방법으로서 몸을 상하게 하지 않으면서 혈액이 정화되고 건강한 상태로 회복될 수 있는 유일한 방법이다.

TIP 인체정화는 병행식(부분해독)과 정화식(전신해독)으로 나뉜다

인체정화는 크게 병행식(부분해독)과 정화식(전신해독)으로 나눌 수 있다. 병행식(부분해독)이란 말 그대로 인체기관을 부분적으로 해독하는 것으로, 소·대장해독과 신장해독으로 나뉜다.

소·대장해독의 경우 장 관리를 통해 장내 환경을 좋게 만들어 유익균의 숫자를 늘려주고 지용성독소를 배출시키는 게 목적이다. 신장해독을 하면 몸 속의 수용성독소가 밖으로 배출되면서 동시에 부종을 해소하는 효과가 있다.

병행식(부분해독)의 경우 특별히 어디가 아프지 않아도 건강관리 차원에서 수시로 하는 것이 좋다. 기존 식사를 병행하기 때문에 큰 부담없이 일상 생활에서 적용이 가능하다. 단 식사는 하루 한 끼식(점심 또는 저녁)으로 하되 가공식품, 튀긴 음식, 정제식품을 먹지 않아야 하며 밥은 현미에 콩과 1-2가지 잡곡을 섞은 것이 좋고 반찬은 2-3가지 채소와 새싹, 해조류, 약간의 들깨나 견과류를 섭취한다. 나머지 두끼는 정화식(전신해독)으로 한다.

정화식(전신해독)이란 일반 식사를 끊고 세 끼 모두 정화식(전신해독)에 들어가는 것을 말한다. 정화식(전신해독)의 경우 짧게는 하루에서 길게는 몇 달까지 걸리는데 비만에서부터 고혈압, 당뇨, 암과 같은 중증질환을 해결할 목적으로 적용한다.

식사를 중단하는 것이 기본이지만 몸이 쇠약한 경우나 의지가 약한 경우, 노동의 강도가 높은 경우, 스트레스가 심한 경우 채식을 병행할 수 있다. 채소는 하루 1-2회 당근, 비트, 셀러리 등을 토종 된장에 찍어서 먹으면 된다.

또다른 방법은 버섯류, 해조류, 파, 양파, 무우, 마늘 등을 넣은 된장 국을 만들어 약간씩 마시거나 섭취한다.
정화식(전신해독)과 관련하여 적절한 기간 및 복합발효배양물 섭취량에 있어 한의사 및 전문가의 의견을 따를 것을 권한다.

지금은 먹기보다 비워야 할 때

생태계는 쓰레기와의 끊임없는 싸움을 통해 유지된다. 자연적으로 발생하는 쓰레기인 동물의 사체, 낙엽 등은 미생물의 분해 작용에 의해 자연스럽게 흙이 되어 사라진다. 이렇게 발생한 흙은 새로운 생명을 잉태시키는 거름이 됨으로써 자연은 선순환을 하게 된다.

하지만 인간이 생태계에 개입하면서부터 인공적인 쓰레기가 발생하게 되었다. 각종 비닐, 플라스틱, 페트병 등은 미생물에 의해 분해되지 않기 때문에 썩지 않고 천 년을 간다. 지구는 이런 오염물질로 인해 몸살을 앓고 있으며 지구상에 존재하는 인류와 동식물은 생존의 위험에 직면하게 되었다.

인체는 하나의 작은 우주이기 때문에 인간의 신진대사는 자연 생태계의 순환과정과 비슷한 경로를 거치게 된다. 인체가 정상적인 음식물을 섭취하면 일정한 쓰레기가 발생한다. 이런 쓰레기는 미생물의 분해과정을 거쳐 대변, 소변, 땀 등을 통해 체외로 배출된다. 하지만 우리가 비정상적인 음식, 즉 온갖 화학합성물질이 첨가된 가공·정제식품, 튀긴 음식, 육류 등을 섭취할 경우 미생물은 이를 분해하지 못하고 몸 안에 쌓아두게 된다.

불완전소화로 인해 장내 환경이 급격히 악화되면 장내부패로 이어지게 되는데 부패로 인한 온갖 유해물질이 장벽을 공격할 때 나타나는 증상이 장누수증후군 Leaky gut syndrome이다. 장누수란 약해진 장벽을 뚫고 더러운 물질이 핏속으로 흘러드는 것을 말한다.

낡은 건물의 경우, 종종 전기누전이 발생하여 화재를 일으키는데 인체에 있어 전기누전만큼 무서운 것이 장누수다.

장벽을 뚫고 핏속으로 흘러든 독소는 혈액을 오염시키고, 혈액오염은 세포오염으로 전이되며 이로 인해 기관 전체가 오염되어 만성질환이 발생하게 된다.

국립공원으로 지정된 산이 플라스틱, 페트병 등 인공 쓰레기로 뒤덮이게 되면 자연분해가 어렵기 때문에 미화원이 나서 일일이 수거해야 한다. 이것으로도 해결이 안 될 경우, 일정 기간 휴식년이 주어진다. 더 이상의 오염을 막아야 하기 때문이다.

인체정화의 원리도 이와 비슷하다. 온갖 인공적인 오염물질로 더럽혀진 인체는 인체의 자정능력만으로는 해결할 수 없기 때문에 특별한

관리를 통해 단계적 치유에 들어가야 한다.

인체정화는 단순한 물단식과 달리 비우기와 채우기가 적절하게 균형을 이룬 합리적인 단식 프로그램이다.

'비우기'의 경우, 인체 내 잔존하는 독성물질을 깨끗하게 청소하는 동시에 인체에 휴식을 주는 것을 목적으로 한다. 즉 소화효소를 최대한 아낌으로써 대사에 쓰이는 효소를 최대한 지원하는 것에 중점을 둔다.

건강한 사람의 경우, 소화효소의 비중이 1일 때, 대사효소의 비중이 3이 된다(그림 A). 타액, 위액, 췌장액으로 가는 효소를 1만 쓰게 되면 뇌, 심장, 신장, 폐, 근육, 세포구성 등에 쓰이는 효소를 3을 쓸 수 있다.

하지만 반건강인의 경우, 소화효소에 3을 쓰고 대사에 1만 쓰게 되기 때문에 신체는 균형을 잃고 혼란에 빠지게 된다(그림 B).

이것을 회복시키려면 소화에 1만 투입하고 대사에 3을 투입하는 것 갖고는 부족하다. 대사기능에 4를 몰아주어야 한다(그림 C). 이것이 비우기의 참된 의미이다.

이때, 소화계를 휴식시키는 동시에 복합발효배양물을 투입하게 되면 완벽에 가까운 채우기가 완성된다. 복합발효배양물은 단순한 일꾼이 아니라 효소에 알파+베타+세타 요소가 추가된 만능에 가까운 일꾼이다.

복합발효배양물을 투입하게 되면 짧은 기간 내에 대사기능이 정상화되며 자기정화와 자연치유력이 극대화되어 신속한 회복을 기대할 수 있다. 대사기능에 10이상이 투입되는 효과가 있다(그림 D).

복합발효배양물로 인해 대사증후군으로 시달리던 기관이 건강을 회복하면 반건강인은 건강인이 되며, 노화된 인체는 회춘현상Rejuvenating을 통해 새로 태어나게 된다. 이것이 인체정화의 메커니즘이다.

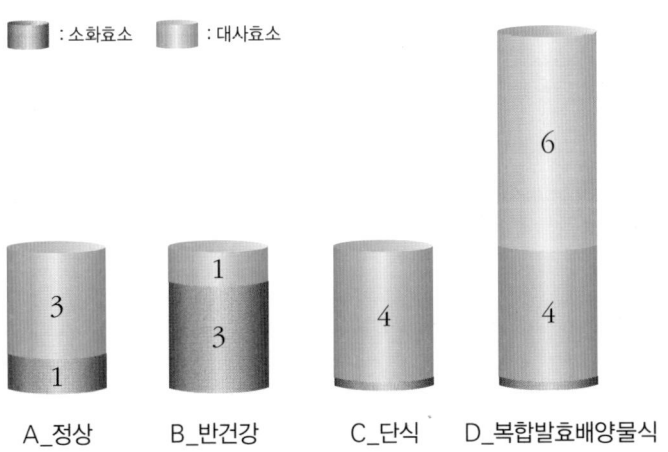

대변에
건강의 열쇠가 있다

Chapter 02

장은 영양분을 빨아들이는 일 말고도 각종 노폐물과 독소를 체외로 배출하는 일을 한다. 변이 몸속에 오래 머무르게 되면 그만큼 독소도 몸 안에 오래 머무르는 결과를 초래한다. 장 속의 독소는 장벽을 약화시켜 장누수를 일으킨다. 즉, 장벽을 뚫고 독소가 순환계로 침입하여 피를 탁하게 만드는 것이다. 탁해진 피는 온몸을 돌면서 세포를 오염시켜 각종 질환을 발생시킨다.

Chapter 02 대변에 건강의 열쇠가 있다

대변의 관찰을 통해 장 건강을 체크하자

대변, 소변, 체지방 이 세 가지는 우리 생활과 너무나 밀접하게 연관되어 있기 때문에 평소에는 무심히 보아 넘기던 것들이다. 하지만 이런 것들이야말로 건강의 바로미터로서 각종 질환의 뚜렷한 근거가 된다. 소변, 체지방에 대해서는 다음 장에서 설명하기로 하고 이 장에서는 대변에 대해 알아보자.

대변은 소장, 대장을 거쳐 외부로 방출되기 때문에 흔히 '장이 보내는 메시지'라고 불린다. 우리 몸이 나무라면 장은 뿌리라고 할 수 있다. 장을 통해 인간은 활동에 필요한 에너지를 빨아들인다. 양분을 잘 빨아들인 나무일수록 줄기가 튼튼하고 잎이 무성하듯 영양분을 잘 섭취한 몸은 혈색이 밝고 각 기관이 튼튼하다.

반면 영양분을 제대로 섭취하지 못하거나 오염된 토양에 기반한 나무는 누렇게 시들다가 고사하며, 부실한 양분을 흡수한 인체는 시름 시름 앓기 마련이다. 장의 건강은 혈액, 세포의 건강과 직결되기 때문에 장의 건강은 곧 몸 전체의 건강이라고 할 수 있다.

장은 영양분을 빨아들이는 일 말고도 많은 일을 하는데 대표적으로 몸에 쌓인 각종 노폐물과 독소를 체외로 배출하는 일을 한다. 이때 장 기능이 약해서 변이 몸속에 오래 머무르게 되면 그만큼 독소도 몸 안에 오래 머무르는 결과를 초래한다.

장 속의 독소는 장벽을 약화시켜 장누수를 일으킨다. 즉 장벽을 뚫고 더러운 독소가 순환계로 침입하여 피를 탁하게 만드는 것이다. 탁해진 피는 온몸을 돌면서 세포를 오염시켜 각종 질환을 발생시킨다. 그렇기 때문에 원활한 배변은 신체 건강의 초석이라고 할 수 있다.

영화 '광해'를 보면 의관들이 왕의 배설물을 만지고, 냄새 맡고, 맛보는 등 일일이 검사하는 장면이 나온다. 과거 내시경 기술이 발달하지 않았던 때에는 소화부산물인 대변을 살피는 것이 건강진단의 기본절차였다. 아무리 의학이 발달한 요즘이라고 해도 매일 내시경 검사를 받을 수는 없다. 시간과 비용이 많이 드는 것은 물론 번거롭기까지 한 내시경 검사 대신 집에서 간단하게 자신의 건강을 체크 해보자.

먼저 대변의 냄새Smell를 맡아보자. 변 냄새라고 하면 무조건 나쁠 거라고 생각하지만 냄새에도 여러 가지 종류가 있다. 아기의 변은 그다지 냄새가 나지 않으며 모유를 먹는 아기의 것에서는 고소한 냄새가 나기까지 한다. 하지만 어른의 대변은 어린 아기의 그것보다 냄새가 지독할 뿐더러 개중에는 견디지 못할 만큼 악취를 풍기는 변도 있다.

원래 우리의 장에는 유익균과 유해균이 공존하며 산다. 평소에는 이 두 가지가 균형을 맞추고 있지만 '자연'스럽지 않은 음식, 즉 열처리된 음식이나 화학적으로 정제된 식품, 가공식품, 육류 등을 섭취하면 완전한 소화가 일어나지 않아 내용물이 부패하게 된다.

부패란 유해균이 증가하는 것을 말하는데 토양에 비유하면 나무뿌리 주변의 흙이 썩게 되는 것이다. 썩은 양분에서 나오는 독소는 장벽을 약화시키며, 장내 독소는 혈관으로 전달되어 혈액 및 세포오염으로 이어진다. 그 결과 피부가 나빠지고 만성피로에 젖는 등 몸 상태가 저하되는 것이다. 나무의 뿌리가 썩으면 잎과 줄기가 상하는 것과 같은 이치다.

반면 같은 변이라고 해도 부드러운 냄새가 나는 변이 있다. 그만큼 장내 유익균이 많다는 뜻인데 나무로 치면 주변의 토양이 건강하다는 의미이다. 이런 대변을 내보내는 장은 장벽이 튼튼하여 장내에서 약간의 독소가 발생해도 방어가 가능하다. 그만큼 혈액이 맑으며 세포도 건강하다. 나무뿌리 주변의 토양이 건강함으로써 나무가 튼튼해지는 것과 같은 원리이다.

흔히 땅을 파면 나오는 누런 황토를 '똥색'이라고 한다. 황토색이야말로 변의 정상적인 색깔Color이라는 의미일 것이다. 그렇다면 왜 변은 그 많은 색을 놔두고 하필 황토색인 걸까. 제각각의 색깔을 띠는 채소도 우리 몸에 영양분을 공급하고 찌꺼기로 배출될 때는 황토색이 된다. 개인적인 생각이지만 흙을 통해 나왔으니 흙색으로 돌아가는 것이야말로 가장 자연스러운 일이기 때문이 아닐까 싶다.

굳이 의학적인 설명을 보탠다면 변이 황금색인 것은 빌리루빈Bilirubin의 순조로운 배설 때문이다. 빌리루빈이라 함은 핏속의 적혈구가 수명을 다해 간으로 이동한 후 담즙의 원료가 된 것을 말한다.

즉 적혈구의 색소가 파괴되는 과정에서 붉은색이 노란색으로 변하면서 변과 함께 배설되는 것이 정상적인 흐름이다. 그러나 때로 빌리루빈이 장과 간 사이의 회로를 타고 재순환을 하면서 혈중 빌리루빈 수치를 높이는데 심각한 경우, 황달로 발전한다. 황달이 발생했다는 것은 간이 해독작용을 못하고 있다는 뜻으로서 죽은피(빌리루빈)가 혈관을 돌아다니고 있다는 의미다. 건강하지 못한 사람의 대변이 검은색, 푸른색을 띠는 것은 그래서다.

그 다음으로 대변의 형태Shape를 살펴볼 수 있다. 많은 사람이 가는 변, 토끼똥 등 개운치 않은 배설 때문에 어려움을 겪는다. 특히 다이어트를 하는 여성의 경우 이런 변을 보는 경우가 흔하다.

이처럼 변의 형태가 시시한 것은 대장으로 흘러드는 내용물이 적기 때문이다. 흔히 소식의 부작용이라고 생각하기 쉽지만 정확히 말하면 찌꺼기를 만들 만한 음식을 먹지 않았기 때문에 변의 양이 적은 것이다.

가령 백미는 식감이 좋고 조리가 편리하지만 섬유질이 거의 없기 때문에 변을 봐도 나올 게 없다. 기타 육류라든기 기호식품 역시 변의 용적량을 줄이는 원인이 된다. 변의 양이 적으면 대장의 연동운동이 느려져 뱃속에 변이 오래 머무르게 된다. 이런 상태를 우리는 변비라고 부른다.

변비는 그 자체로 불쾌감을 동반하지만 장내 독소를 발생시키는 주요원인이기 때문에 속히 해결해야 한다. 설사 역시 변비만큼 좋지 않은데 이는 장 속에 유해균이 많다는 증거이다. 즉 우리 인체는 부패한 음식을 빨리 배설시키기 위해 설사현상을 일으키는 것이다.

가장 좋은 대변의 형태는 바나나 모양의 자루변이다. 섬유질이 풍부한 음식을 먹게 되면 변의 부피가 늘어나고 장이 정상적으로 연동운동을 하여 장내독소를 배출시키는 데 유리하다.

그 밖에 대변의 농도Density와 느낌Feeling을 통해 장의 건강을 체크할 수 있다. 대변의 농도가 너무 묽으면 설사, 너무 진하면 변비라고 한다. 특히 딱딱한 변을 볼 때, 힘을 많이 주게 되는데 '순간혈압'이 70~80mmHg 가량 상승하기도 한다. 고혈압 환자의 경우 뇌혈관이 터질 수도 있으니 변비가 생기지 않도록 조심해야 한다.

적당한 농도의 변은 물에 뜨게 되는데 이는 저밀도 콜레스테롤

(LDL)의 흡착배설이 이루어진다는 의미로서 고지혈증의 위험도 적다고 하겠다. 적당한 농도의 변을 보기 위해서는 하루 1.8리터의 충분한 물과 섬유질이 많은 음식을 섭취해야 한다.

장이 깨끗하면 뇌가 맑아진다는 말이 있듯, 대변大便은 글자 그대로 크게(大) 편안한(便) 것을 뜻한다. 대변을 본 뒤에는 아랫배가 후련하며 머리가 맑아지는 느낌이 들어야 한다. 냄새가 좋고 모양이 아름다운 변을 보기 위해서는 가장 먼저 식습관을 개선해야 하며, 장의 연동운동을 방해하는 스트레스를 조절해야 할 것이다.

TIP 배변활동이 건강을 좌우한다

1. 변과 방귀의 냄새가 독하지 않아야 한다.
2. 바나나 같이 생긴 누런색의 자루변을 보아야 한다.
3. 부변(물에 살짝 떠오르는 기름진 변)을 통해 콜레스테롤(LDL)을 배출해야 한다.
4. 잔변감 없이 쾌변을 보아야 한다. 변을 보고 난 후 머리가 맑아지는 기분이 들어야 한다.
5. 하루 1~2회, 5분 이내로 보아야 한다.

만병의 근원, 과식

영국 생체과학연구소에서 생쥐를 대상으로 한 가지 실험을 했다. 소식이 건강에 어떤 효과를 미치는가 하는 것이다. 실험 결과, 먹이를 가장 적게 공급한 생쥐의 노화 속도가 가장 더뎠으며 수명도 가장 긴 것으로 나타났다.

몇십 년 전까지만 해도 결핵으로 죽는 사람이 흔했다. 결핵은 영양 부족이 원인이 되어 걸리는 전염성 질병이다. 과거 물자가 부족했던 시절에는 영양실조에 걸리는 일이 많았기 때문에 잘 먹는 것이 복이었다.

하지만 우리나라가 선진국의 반열에 오른 지금 우리는 너무 잘 먹고 있다. 오히려 가난할수록 패스트푸드 같은 정크 식품으로 끼니를 때우기 때문에 비만에 걸리는 경향이 있다. 일찍이 우리나라 역사 상 지금처럼 먹을 것이 풍부하던 때가 없었다.

그럼에도 잘 먹어야 건강하다는 관념은 쉽게 사라지지 않는 것 같다. 자녀를 둔 엄마들은 아이가 밥 잘 먹고 튼튼한 것을 최고로 친다. 행여 아이가 식사를 거를까 숟가락을 들고 따라다니기도 한다.

사자는 배가 부르면 눈앞에서 토끼가 깡충깡충 뛰어다녀도 무관심하다. 하지만 인간은 아무리 배가 불러도 목구멍까지 음식을 밀어 넣는다.

대부분 뷔페에 가면 으레 배를 그득히 채워야 한다고 생각하지 않는가. 집에 있는 냉장고에서는 음식이 썩어나는데도 말이다. 바로 이러한 인간의 탐욕이 당뇨, 고혈압, 암, 고지혈증과 같은 대사질환을 불러들이는 것이다.

이런 질환이 단박에 진행되는 경우는 거의 없다. 인체의 대사기능은 호흡, 소화계와 긴밀한 연관을 맺고 있는데 가장 먼저 떼는 건강의 단추가 바로 식사다. 우리가 과식을 할 경우, 위장은 급격한 부담을 안게 된다.

장은 이를 소화하기 위해 효소를 과하게 소비하게 되는데 자기가 가진 것으로는 모자라 대사활동을 위해 준비해 놓은 효소까지 빼앗아 사용하게 된다. 그 결과 장은 장대로 부담을 안게 되며, 대사활동에 써야 할 일꾼을 빼앗긴 대사계도 큰 혼란에 빠지는 것이다.

대사계가 일을 못한다는 것은 핏속의 노폐물 양이 늘어난다는 말과 같다. 피가 더러워지면 인간은 죽기 때문에 우리 몸은 죽음을 조금이라도 지연시키기 위해 최선을 다할 수밖에 없다. 이렇게 해서 정상적인 방식이 아닌 소변을 통해 노폐물을 배출하는 응급책을 쓰게 되는 것이다.

그럴 때 빠져나가선 안 되는 것까지 같이 빠져나가는데 대표적인 것이 에너지원으로 쓰이는 당이다. 당뇨는 병이라기보다 우리 몸이 죽음으로부터 스스로를 구하기 위한 고육지책이라고 할 수 있다. 한 마디로 제 살을 깎아 자기 생명을 건지려는 행위인 것이다.

당뇨와 같은 대사질환을 앓고 있는 사람의 경우, 십중팔구 장의 상태도 좋지 않은 것을 알 수 있다. 변비, 설사 증상을 함께 앓고 있거나 장 속에 폴립을 지니고 있는 경우가 대부분이다.

우리 몸은 하나의 유기체로서 어느 한 쪽이 안 좋으면 다른 쪽에서 방어에 들어가, 같이 나빠지는 경향이 있다. 이 기나긴 사슬의 첫 번째 고리가 너무 많이 먹는 것, 바로 과식이다.

장이 약한 사람의 경우 과식을 하면 바로 화장실로 달려가 설사를 하게 된다. 이는 우리 몸이 장에 부담을 주지 않기 위해 음식을 빨리 배출하려는 현상이다.

이때 설사를 병으로 생각하고 지사제를 먹는다면 이를 처리하기 위해 또다시 효소가 소비될 수밖에 없다. 약은 독이기 때문에 웬만한 양의 효소로는 막을 수 없다. 약을 소화하기 위해 막대한 양의 효소를 소모하게 되면 몸은 더욱 나빠질 것이다.

결론적으로 과식은 대장을 혹사시키고 효소낭비를 부르지만 소식은 장의 정상화작용을 돕는다. 적게 먹는 습관은 인체로 하여금 에너지를 아끼는 방식으로 나아가게 한다. 우리 몸이 에너지효율성이 높은 가전제품처럼 변하는 것이다. 약간의 칼로리만으로도 신진대사가 가능해진다면 과식하는 버릇도 사라질 것이다.

먹는 것(食)이 곧 내(身)가 된다. 자연이 제공한 음식을 소화 가능한 만큼만 먹어 몸을 혹사시키는 일이 없어야 할 것이다.

―

TIP 아침을 걸러도 괜찮을까?

예로부터 아침을 든든히 먹고 하루의 일과를 시작하는 것이 우리들 선조님 때부터 내려오는 풍습이었다. 해가 뜨면 일을 하고 해가 지면 잠드는 삶을 살아가던 당시로서는 아침을 챙기는 것이 인체 바이오리듬 상 이치에 맞는 습관이었음이 당연하다.

그러나 현대를 살아가는 우리들은 밤늦게까지 바깥활동을 하기가 일쑤이다. 외식은 물론 과음할 기회도 많아졌고 육체노동의 강도도 이전에 비해 상대적으로 낮아졌다.

아침식사에 관한 질문에 답하자면 반드시 해야만 할 필요는 없다고 할 수 있을 것이다. 과한 저녁식사나 야식으로 위장을 비롯하여

간장, 신장 등에 부담을 주었을 경우에는 다음날 아침 소화기관에 휴식을 주는 것이 바람직하다.

이 경우 아침식사를 약소하게 하거나 거르는 것이 대사기능을 향상시켜 건강을 유지하는 데 도움을 준다. 물론 당뇨나 저혈당증 환자의 경우는 예외이다.

인체정화의 시작은 음식을 참는 것이다

일찌감치 산업화가 정착된 미국은 오래전부터 지금의 우리가 앓고 있는 고혈압, 당뇨로 골머리를 앓았다. 전 국민의 4분의 1이 과체중일 정도로 비만 역시 사회적인 문제였다. 1975년, 더 이상 사태를 두고 볼 수 없었던 미국 상원의원회는 '국민영양문제 특별위원회'를 구성, 세계 30개 나라의 석학들에게 연구를 맡기게 된다.

"도대체 뭐가 문제냐, 왜 아픈 것이냐?"

연구 끝에 얻어낸 결과물이 그 유명한 '맥거번리포트'다. 맥거번 상원의원이 제시하여 '맥거번리포트'라고 불리는, 약 5천 페이지에 달하는 이 보고서는 '인류는 현재의 식생활 문화를 바꾸지 않으면 멸망한다.'로 시작한다.

우리가 잘 알고 있는 다섯 가지 백색식품(백설탕, 정제소금, 화학조미료, 하얀 밀가루, 백미)에 대한 경각심을 일깨운 것도 바로 맥거번리포트다. 맥거번리포트는 패스트푸드와 가공식품을 끊고 자연식으로 돌아갈 것을 강력하게 권고하였다.

36년 전 이 보고서가 나왔을 때 이를 바탕으로 식문화를 개선해 나갔다면 미국은 지금보다 비만, 고혈압, 당뇨로 고통받는 사람이 현저히 줄어 있을 것이다. 하지만 현재 미국인의 건강상태는 세계 최고라는 의학기술이 무색한 수준이다. 미국인들은 여전히 패스트푸드와 가공·정제식품을 사랑한다.

패스트푸드와·가공·정제식품이 왜 문제일까? 자연에서 온 먹거리를 인공적으로 변화시켜 섭취할 경우 인체에서 제대로 처리하지 못하고 몸 안에 독소로 쌓아두게 된다. 이는 혈액과 세포의 오염으로 이어지며 각 기관의 대사기능 저하를 불러 비만 또는 난치성 질환으로 증상이 나타나게 된다.

이러한 대사질환들은 약을 통해 일시적으로 증상이 완화되거나 진행이 느려질 수 있지만 근본적인 해결방법이 되지 못한다. 우리는 약을 먹기보다 입을 통해 들어오는 음식을 절제하여 인체가 스스로 정화할 수 있도록 기회를 주어야 한다.

소화활동을 쉬게 되면 인체가 대사계를 움직이는 데 집중하게 되며 몸 안에 저장했던 불필요한 지방과 낡은 세포, 병든 세포 같은 쓰레기를 연료로 쓰게 된다. 마치 집안에 땔감이 부족하면 못쓰는 가재도구나 쓰레기들을 태워서 우선 밥을 짓고 온돌을 데우는 원리와 같다.

일정한 프로그램을 통해 피를 맑게 하고 몸을 건강하게 하는 것이 바로 인체정화의 메커니즘이다.

장은 휴식을 원한다

우리나라 단식연구의 선구자인 임평모 박사는 단식을 '우리가 우리 몸을 희생하여 건강을 찾는 일'이라고 했다. 그만큼 단식은 고통스러운 것이며 자신의 생명의 위협을 무릅쓰고 몸을 정상화시키려는 노력이라고 할 수 있다.

단식의 첫 번째 목적은 소화기관을 쉬게 하는 것이다. 소화기관이 쉬게 되면 그만큼 소화효소의 소비를 줄일 수 있기 때문에 몸의 정상화에 도움이 된다. 또한 단식을 하면 온갖 첨가물이 유발하는 소화불량으로부터 해방될 수 있다. 소화효소를 아끼게 되면 대사에 쓰일 효소를 빼앗아오지 않아도 되므로 대사활동이 원활해진다. 노폐물의 배출이 쉬워지는 것이다.

단식의 두 번째 목적은 노폐물 자체를 땔감으로 사용하자는 것이다. 자동차가 휘발유를 태워 운동에너지를 얻듯 인체는 지방을 태워

활동에 필요한 연료를 얻는다.

한편, 단식 중에 우리 몸은 정상세포들을 살리기 위해 낡고 병들거나 죽은 세포들을 분해하여 부족해진 단백질 특히 필수 아미노산 등을 정상세포들의 식량으로 공급하게 된다.

이것이 곧 인체정화의 기본원리로서 쓰레기를 태워 깨끗해지는 즉, 스스로 병도 고치고 날씬해지면서 젊어지는 일석삼조의 결과를 말한다.

혹시 그러다가 영양실조에 걸리면 어떻게 하나요?

이런 염려를 하는 사람들이 있다. 인체가 음식을 섭취함으로써 활동에 필요한 에너지를 얻는다는 것은 맞는 이야기다. 곡류를 통해 섭취한 탄수화물은 포도당이라는 에너지물질로 변화되어 1g당 4kcal의 에너지를 내고, 육류나 콩류를 통해 섭취한 단백질은 아미노산으로 변해 1g당 4kcal의 에너지를 낸다.

하지만 우리 몸은 활동에 필요한 음식 외에도 여분의 칼로리를 요구한다. 배가 부른데도 수저를 쉽게 놓지 못하고, 디저트로 아이스크림이 당기는 것은 그래서다.

왜 우리 몸은 건강한 것을 원하면서 필요 이상의 음식을 요구하는 것일까?

과거 원시시대를 생각해보자. 농경사회가 정착되기 이전에는 수

렵과 채집을 통해 삶을 존속했다. 여름에는 물고기나 과일이 풍족하므로 먹고 사는 데 지장이 없지만 겨울이 되면 먹을 것이 부족해 굶는 일이 많았다.

이런 때를 대비해서 우리 인체는 스스로 저장창고를 만들어 두었는데 이 저장창고가 바로 지방세포다. 에너지 대사에 쓰이고 남은 탄수화물과 단백질을 지방세포로 변화시켜 미래를 대비하게 만든 것이다.

휴대폰의 경우, 사흘 간 충전을 안 하면 곧바로 죽어버린다. 하지만 인간은 물만 먹고도 40일 동안 생명을 유지할 수 있는데 이는 지방세포에 비축해놓은 에너지물질 때문이다. 만약 우리 인체가 휴대폰처럼 사흘 굶었다고 바로 죽는다고 생각해보자. 인류는 벌써 멸종했을 것이다.

충분히 먹고 에너지를 저장하는 것이, 적당히 먹고 건강을 유지하는 것보다 생존확률을 높여주기 때문에 인체는 '조금 더' 먹을 것을 요구하는 것이다. 배부르고자 하는 욕구는 자연스러운 것이며, 우리 인체가 스스로를 보존하기 위한 자구책이라고 할 수 있다.

하지만 요즘에는 과거와 달리 농작물재배와 식량보존이 일반화되어 굳이 몸에 지방을 저장할 일이 없다. 몸에게 이런 사실을 알려주어야 한다. 안 먹어도 죽을 염려 없으니 안심하라고 말해주어야 한다. 그러려면 평소 음식량을 조절하는 것이 중요하다. 소식이 습관화되면 인체는 '아, 조금 먹어도 되는가보다.' 생각하고 더 이상 음식을 요구하지 않게 될 것이다.

소식에 더해 주기적으로 효소단식을 하면 필요 이상으로 축적된 지방분을 태울 수 있다. 효소단식을 통해 핏속의 기름기가 빠지게 되면 피가 깨끗해져 혈류가 원활해지게 된다. 피가 잘 흐르면 당뇨, 고혈압, 암과 같은 대사질환에 걸릴 염려가 없다. 또한 이미 이런 질환을 가지고 있는 사람이라면 단식을 통해 몸속에 자리 잡은 온갖 고름, 종기, 암세포, 혈전 등을 태워 에너지로 사용하게 될 것이다.

배고픈 고통만 참을 수 있다면 단식은 탁월한 건강법이라고 할 것이다. 배가 고플 때는 무조건 참기보다 '나는 지금 건강해지고 있다.'고 주문을 걸어보자. 몸속의 더러운 노폐물이 타는 상상을 하면 오히려 굶는 일이 즐겁게 생각될 것이다.

물단식은 위험하다

미국의 영양사인 폴 씨 브래그는 1967년에 『단식의 기적The Miracle of Fasting』을 통해 현재 우리가 먹는 모든 것이 모두 오염되었으니 단식을 통해 독소를 배출해야 한다고 주장했다.

이 책은 미국에서 매우 커다란 센세이션을 불러 일으켰는데 1960년 대라면 우리나라가 보릿고개를 넘느라 한창 고생할 때다. 하지만 미국은 식량의 대량생산화 정책에 따라 먹고 사는 걱정에서는 벗어난 상태였다. 그러나 한편으로 무분별한 농약살포를 감수해야 했는데 그로 인해 온갖 먹거리가 오염물질에 찌들어 있는 상황이었다.

16세였던 브래그는 이런 식품을 먹고 면역체계가 파괴된 경우로서 폐렴에 걸려 생사를 넘나들게 된다. 지금이야 어렵지 않게 고치는 병이지만 당시만 해도 폐렴은 매우 위험한 질병이었고 병원에서도 그를 포기한 상태였다. 다행히 그는 단식 전문가를 만나 기적적으로 병을 치유받게 되는데 그로 인해 단식 전도사가 된다.

그는 수시로 단식을 했고 단식 중에는 반드시 오줌을 받아 성분검사를 의뢰했다. 하룻밤 오줌을 두면 뿌옇게 침전물이 가라앉는데 그 침전물의 성분을 검사하니 당시 농약으로 쓰이던 DDT가 다량 검출되었다고 한다. 그는 16일 가까이 단식을 시도하기도 했는데 그럴 때 배출된 오줌은 아예 DDT 덩어리였다는 것이다.

단식을 오래 하면 할수록 노폐물 배출이 더욱 많아진다는 것은 무엇을 말하는가. 단식이 길어질수록 인체는 더 많은 노폐물을 땔감으로 사용하게 된다는 이야기가 아닌가.

하지만 우리가 알아야 할 것은 브래그 박사가 단식을 할 때만 해도 사람의 몸이 지금 같지 않았다는 사실이다. 그때는 물단식만으로도 상당 부분 몸속의 때가 벗겨졌다. 하지만 현대인이 물단식을 하는 것은 매우 위험하다.

전과 달리 현대인의 몸속에는 기름기가 많이 끼어 있다. 겉으로 날씬한 사람이라고 해도 피검사를 해보면 '마른비만'이라는 진단이 나온다. 그만큼 현대인은 운동부족 상태에 놓여 있다. 이런 몸을 물로만 씻어내는 것은 기름때로 찌든 옷을 맹물로 빠는 것과 같다.

기름얼룩이 묻은 옷을 맹물로만 빨면 어떤 일이 벌어질까. 기름얼룩이 사방으로 번지고, 기름때가 섬유 깊이 흡착되어 옷이 더 더러워질 것이다. 빨래를 안 한 것만 못한 결과를 불러오는 것이다. 현대인이 비만을 해결하고자 물단식을 한다면 케톤증과 골다공증, 요요현상 등의 부작용이 뒤따를 수밖에 없다.

따라서 기름으로 얼룩진 옷을 깨끗이 빨기 위해서는 물만으로는 부족하고 세제가 꼭 필요하다. 인체에 있어서는 복합발효배양물이 이런 세제 역할을 한다. 복합발효배양물은 기존의 효소가 가지고 있는 기능에 알파, 베타, 세타 기능을 추가하여 효과적으로 대사기능을 정상화시키는 역할을 한다.

단백질, 지방, 탄수화물, 비타민, 무기질 등 5대 영양소 중심으로 돌아가던 영양학의 시대가 가고 어느덧 효소의 시대가 되었다. 효소Enzyme, 엔자임는 주로 '~아제'의 형태로 이름이 붙는데 우리가 학교에서 배웠던 아밀라아제, 리파아제, 프로타아제 등이 대표적인 소화효소다. 참고로 아밀라아제는 탄수화물을 분해하고, 리파아제는 지방을 분해하며, 프로테아제는 단백질을 분해하는 역할을 한다.

효소의 종류와 역할은 무궁무진한데, 먼저 우리가 섭취한 음식물을 잘게 부수는 역할을 하는 소화효소를 떠올릴 수 있다. 그 다음으로 소화효소가 분해시킨 음식물을 영양소의 형태로 흡수시킨 뒤, 체외로 배설하는 일에 대사효소가 관여하게 된다. 소화효소가 하는 일이 한 가지라면 대사효소가 하는 일은 열 가지도 넘는다.

대사효소는 대변, 소변, 땀의 형태로 독소를 배출시키고 항염, 항균, 해독 등 면역기능을 담당하며 살균, 혈액정화 등 노폐물 대사에 관여

한다. 또한 인체를 구성하는 60~100조 개의 세포를 만들고, 망가진 세포를 복구하며, 영양과잉으로부터 몸을 보호하고, 스트레스에 시달리는 현대인의 생체기능을 유지시켜준다.

이처럼 효소는 체내 생화학 반응과 관련된 거의 모든 일을 하고 있다. 지구 생물 중 효소 없이 존재 가능한 개체는 없다고 할 정도다. 하지만 효소만으로 부족한 부분이 있다. 몸속의 기름때를 깨끗하게 제거하려면 새로운 물질이 필요하다. 나는 아직도 이것을 무엇이라 불러야 좋을지 알 수 없다. 복합발효를 거듭하는 과정에서 새롭게 생성된 이 물질을 나는 '신비한 물질' 혹은 '알파·베타·세타'라고 부르기로 했다.

당뇨인구 1천만 시대다. 당뇨는 대사효소의 결핍이 불러일으키는 대표적인 질환이다. 당뇨는 병원에서 '치료하는 질병'이 아니라, 생활습관을 바꾸어 내 몸이 스스로 '치유해야 하는 질환'이다.

건강한 삶으로 가는 길목에 복합발효배양물이 자리 잡고 있다. 복합발효배양물은 현대인이 해결하지 못하는 많은 질환에 대하여 완벽에 가까운 답을 줄 것이다.

효소를 알면 건강이 보인다

현재와 같은 효소 전성시대를 주도한 분이 미국 효소영양학의 선구자인 에드워드 하웰 박사다. 그가 주장한 '효소 수명결정론'에 따르면 인간의 수명은 체내 효소량과 관계가 깊다고 한다. 즉 인간은 날 때부터 일정량의 효소를 갖고 태어나는데 체내효소를 충분히 가진 사람은 건강하게 오래 살 수 있는 반면 체내효소가 모자란 사람은 빠른 노화와 함께 수명도 짧아진다는 것이다.

아무리 부자로 태어났다고 해도 과도한 낭비는 파산을 불러오듯 지나친 효소 사용은 인체의 종말을 부르게 되어 있다. 효소가 부족할 때 인체는 면역력이 저하되고, 노화하며, 각종 질환에 노출되는 것이다. 결국 우리가 얼마나 효소를 아껴 쓰고, 순조롭게 활성화 시키느냐에 따라 우리의 건강과 수명도 결정된다고 하겠다. 과거 당뇨나 고혈압처럼 성인병으로 불리던 질환들이 어느덧 생활습관병으로 통용되고 있다. 아무리 나이가 어린 아이라고 해도 잘못된 생활습관에 노출되면 얼마든 당뇨, 고혈압과 같은 대사질환에 걸릴 수 있기 때문이다. 대사질환의 다른 이름은 효소결핍증이다.

우리 몸속 효소의 종류는 헤아릴 수 없이 많은데 학자들이 추정한 바로는 300만 종류나 되는 것으로 알려져 있다. 우리 인체는 이처럼 많은 종류의 효소를 어떻게, 어떤 방식으로 제조해내는 걸까.

인체는 너무나 신비해서 현재의 과학으로는 전부 파악되지 않고 있으며 효소의 작동방식 또한 너무나 정교하고 복잡하여 확연히 밝혀지지 않고 있다. 다만 지금까지의 연구로 볼 때 효소는 크게 두 가지로 구분할 수 있다. 소화효소와 대사효소가 그것이다.

소화효소는 말 그대로 우리가 섭취한 음식물을 영양소로 분해, 흡수시키는 역할을 한다. 대사효소는 이렇게 분해된 영양분을 혈액을 통해 운반하여 세포의 활동과 복구에 쓴다. 이때 각각의 효소는 처음부터 그 일이 정해져 있는 것도 있지만 상당량은 원형엔자임 Original-enzyme의 형태로 존재하다가 그때그때 필요한 일을 하러 달려가기도 한다. 가령 소화가 필요하면 소화효소로 둔갑하고 대사가 필요하면 대사효소로 변하는 식이다.

모든 대사는 소화를 거쳐 발생한 영양분을 바탕으로 움직이기 때문에 인체는 체내에 들어온 음식물에 대하여 먼저 반응하게 되어 있다. 은행에서 번호표 뽑듯 소화계의 순서가 앞이라고 생각하면 쉽다.

이때 소화되기 어려운 화식이나 첨가물이 많이 든 가공식품, 육류 등을 먹게 되면 타액, 위액, 췌장액, 장액 등에 과도한 효소가 투입될 수밖에 없다. 이렇게 쓰고 남은 효소로 뇌, 심장, 신장, 폐, 근육이 움직이려니 어려움이 생기는 것이다.

빚이 많은 집안은 일단 급한 불부터 끈 후, 남은 돈으로 생계를 유지하려고 한다. 온 가족이 쌀 한 말로 한 달을 난다고 생각해보자. 서로 먹으려고 쟁탈전을 벌이게 되고 그 와중에 약한 놈은 배를 곯게 되는 것이다. 여기에 도둑까지 들면 온 가족이 굶어 죽는 것은 시간문제다. 마찬가지로 인체도 소화기관에 효소를 빼앗기고 남은 것으로 나머지 기관이 살아야 한다고 가정해보자.

적은 양의 효소를 나눠 쓰기 위해 각 조직과 기관, 세포들은 효소 쟁탈전에 들어가고 신진대사 체계가 뒤죽박죽이 되어 암, 심장질환, 관상동맥질환, 당뇨 등 난치병이 발생하는 것이다. 여기에 정신적 스트레스까지 더해지면 더 많은 효소의 낭비가 일어나 설상가상으로 몸은 최악의 상태를 맞이하게 된다.

우리 인체가 일생동안 제조하는 효소의 양은 한정되어 있기 때문에 평소에 효소가 낭비되지 않는 생활을 하는 것이 중요하며 특히 소화계를 휴식시키는 일은 매우 중요하다. 아울러 모자란 효소는 식품으로 보충하는 것이 건강을 지키는 비결이다.

효소가 많이 든 식품으로는 생과일, 생채소 등이 있다. 여기에는 태양의 선물인 피토케미컬이 다량 포함되어 있어 인체의 밸런스 유지에 도움을 준다. 문제는 비닐하우스 등의 재배법으로 인해 효소 및 피토케미컬의 함량이 갈수록 떨어지고 있다는 것이다.

TIP 배고플 때 나는 꼬르륵 소리의 정체

우리가 공복상태에서 음식을 보거나, 냄새 맡고 상상하면 실제로는 음식물을 먹지 않았음에도 불구하고 자율신경계의 작동으로 위가 움직이게 된다. 이로 인해 소장은 음식을 받아들일 준비를 하는데 위에 아무 것도 들어있지 않기 때문에 공기만 넘어가게 된다. 이때 꼬르륵 하는 소리가 나는 것이다. 파블로프의 개가 음식을 보고 침을 흘리는 것과 비슷한 현상이라고 할 수 있다.
난데없이 복명이 울리면 민망하기 이를 데 없지만 이 소리는 몸이 건강하다는 증거니만큼 기분 좋게 받아들여야 한다. 복명은 위에서만 나는 것이 아니라 배에서도 울린다. 위에서 흘러들어간 공기가 나중에 섭취한 음식물과 섞이면서 대장 속을 이리저리 움직이며 우르릉 하는 소리를 내게 된다.

이렇게 뱃속을 돌아다니던 공기는 나중에 가스로 분출됨으로써 여정을 마치는데 위장과 대장의 복명을 줄이려면 가급적 식도로 공기를 들여보내지 말아야 한다. 물이나 음식을 먹을 때, 천천히 먹게 되면 공기도 덜 들어가게 될 것이다.

복합발효배양물로 만성질환의 답을 찾자

효소란 동식물과 미생물의 활동에 의하여 생산되는 고분자의 유기화합물이다. 일종의 유기촉매로서 단백질과 보결군이 결합된 물질이다. 이 중 단백질 부분을 주효소Apo-enzyme라고 하고, 보결군인 비타민과 무기질을 조효소Co-enzyme라 하며 이들 양자가 결합된 형태를 복합효소Holo-enzyme라고 부른다.

효소는 외부에서 받아들인 영양소를 소화흡수시켜 활력을 발생시키며, 낡은 조직을 폐기하고 새로운 조직을 만드는 작용에 관계한다. 본래 효소는 세포 안에 존재하면서 생명유지에 관계된 온갖 화학적 반응을 촉매하지만 세포조직에서 분리해도 그 작용을 상실하지 않는다. 세포 내 효소를 추출하여 식품으로 만들 수 있는 것도 바로 이런 원리 때문이다.

효소의 촉매작용에 대해 잠깐 설명하고 넘어가자면, A와 B로 구성된 화합물 AB가 있다고 하자. 이 물질이 C와 만나 화학적 반응을 일으키게 되면 새로운 물질인 A와 BC로 새롭게 태어나게 된다. 순차적인 반응이 축적되면 어느 시점에서 역반응이 일어나는데 AB와 C로 분화된다. 이렇게 두 가지 물질 AB+C와 A+BC 양쪽이 일정한 비율에 달한 상태를 평형상태라고 부른다.

평형상태에 도달하는 속도는 AB와 C의 농도 및 압력과 온도가 높을수록 빨라진다. 이때, 농도·압력·온도 외에 반응의 속도를 높이는 물질이 있다. 이를 촉매라고 한다. 촉매는 반응·역반응의 속도를 높이지만, 평형상태에서 각 성분의 비율을 바꾸는 일은 없다.

재미있는 것은 하나의 효소가 작용하는 기질이 극히 한정되어 있다는 점이다. 하나의 기질에 대하여 한 종류의 화학결합만 허락하는데 기질로부터 생성되는 물질도 정해져 있다. 그러므로 생체에 내재된 여러 가지 대사를 진행시키기 위해 하나의 유기물은 여러 종류의 효소를 갖게 된다. 생체반응에 소용되는 효소의 종류만 해도 300만 가지가 넘는다고 한다. 인체는 셀 수 없을 만큼 많은 종류의 효소를 낱낱이 보유하고 있기보다 상당수는 예비군 역할을 하는 원형엔자임[Original-enzyme]이라는 형태로 간직하게 된다.

효소의 대표적인 기능이 항상성[恒常性] 작용이다. 항상성이란 인체가 항상[恒常] 같은 상태를 유지하고자 하는 성질을 말한다. 가령 인체의 혈액은 정상 상태에서 약알칼리성을 지향하는데 물단식이나 다이어트 등을 통해 피가 산성으로 변하면 효소가 달려와 약알칼리가 되도록 대사를 조정하게 된다.

또한 체내에 이물질이 침입하면 이를 퇴치하기 위해 효소가 작용하게 된다. 병원균의 침입에 대하여 저항력을 강화시키는 것도 이러 범주에 속한다. 병원균의 침입은 항상성을 무너뜨리는 요인이기 때문이다.

이렇게 해서 생긴 병원균의 시체를 체외로 배설하는 일에도 효소가 관여한다. 즉 효소는 혈액을 정화하는 막중한 역할을 맡고 있다. 혈액 속의 노폐물과 염증의 병독을 분해·배설하며 혈중 콜레스테롤을 용해시켜 혈류를 원활하게 만든다.

이처럼 효소는 혈액을 정화시키는 중대한 역할을 맡고 있는데 이 일에 제동이 걸리면 당뇨, 고혈압, 암 등의 대사증후군이 발생하는 것이다. 효소로 하여금 혈액정화를 순조롭게 진행하게 하려면 엉뚱한 데서 힘을 쓰지 않도록 해야 한다.

가령 과식이나 불량음식을 소화시키기 위해 원형엔자임이 전부 동원된다면 피의 오염을 막을 수 없는데 우리는 '소화효소 〈 대사효소'의 상태를 건강상태라고 하고, '소화효소 〉 대사효소'의 상태를 반건강상태라고 한다.

반건강상태를 지양하기 위해서는 체내효소를 보충하는 일이 중요하다. 외부에서 식품의 형태로서 단백질(주효소), 미네랄·비타민(조효소)을 공급한다면 체내효소의 부족분을 충당할 수 있다. 복합발효배양물은 이 두 가지 효소 외에 알파·베타·세타 등의 물질이 혼합된 형태로서 체내에서 필요한 효소를 공급할 뿐만 아니라 효소 활성화에 필요한 미량의 물질을 아주 많이 지니고 있다.

일반효소가 한 개의 연장만 갖고 집을 고치는 기술자라면 복합발효배양물은 아주 다양한 연장을 가진 기술자라고 할 수 있다. 일반효소는 드라이버를 이용해 싱크대 등 주방기구만 수리하는 단순기술자지만 복합발효배양물은 드라이버, 망치, 멍키스패너, 드릴, 리머, 펜치, 톱 등 다양한 연장을 다루어 집 전체를 수리할 줄 아는 만능기술자이다.

복합발효배양물 안에는 철근, 벽돌, 시멘트, 목재, 실리콘과 같은 건축재료라고 할 수 있는 미량 물질을 포함하고 있어 신체전반의 대사과정과 세포의 생산·부활에 개입할 수 있다.

현재 일반효소가 채택하고 있는 방식은 열풍건조방식으로서 제조단계에서부터 지나치게 높은 온도에 노출되기 때문에 저체온증을 겪고 있는 현대인의 체질에 맞지 않을뿐더러 효소가 제 기능을 발휘하기 어렵다.

이를 극복하기 위해 우리 연구진은 국내 최초로, 그리고 유일하게 낮은 온도에서 배양이 가능한 기술을 개발하게 되었고 이를 통해 효소의 활성도를 높일 수 있었다. 즉 복합발효배양물은 저온·저압·다차원 발효기술을 통해 만들어진다.

이 중 다차원발효란 해조류, 곡류, 생약류 등 다양한 재료를 중복 발효시킨 것을 말한다. 해조류의 경우, 과학으로 입증되지 않은 수많은 물질들을 흡수하며 자라기 때문에 지구상에서 가장 영양가가 높은 식품 중의 하나로 꼽힌다. 이처럼 유익성분이 많은 해조류도 그냥 먹으면 흡수율이 30%에도 미치지 못하지만 발효해서 섭취하게 되면 80%까지 흡수율을 끌어올릴 수 있다.

대개의 효소가 설탕을 바탕으로 발효한다면 복합발효배양물은 곡류를 사용해 발효하는 것이 특징이다. 즉 해조류와 곡류를 섞고, 곡류와 생약류를 섞어 중복발효해서 얻어진 물질을 한 번 더 혼합하여 발효하면 복합발효배양물이 만들어진다.

곡류가 좋은 것은 당을 가지고 있으면서 설탕에는 들어있지 않은 유익한 성분을 다량 포함하고 있기 때문이다. 신비의 물질은 이 과정에서 생성된다. 미량 미네랄 등 효능이 밝혀진 것도 있지만 현대과학으로 입증되지 않은 성분도 적지 않다.

또한 우리 연구진은 버섯류(상황버섯, 영지버섯, 운지버섯, 표고버섯 등)와 꽃가루 발효에 성공하였다. 이 제품은 일본에까지 수출하고 있으며 아토피, 전립선, 암 등의 환자들로부터 대단한 호평을 듣고 있다.

'본초강목'에 보면 '버섯은 만병을 다스리는 신초神草로서 장복하면 몸이 가벼워지고 늙지 않는다.'고 되어 있다. 꽃가루의 경우 '노화방지와 정력제로 으뜸일 뿐 아니라 중풍을 예방하고 알코올성 간염이나 오래된 장염을 치료하는 데 특효'라고 기록되어 있다.

이것을 발효시키게 되면 상승작용이 일어나 흡수율이 좋아지는 것은 물론 유익성분이 증대된다. 이 외에도 더 효과가 좋은 제품을 개발하기 위해 현재 나와 뜻을 같이 하는 한의사들이 연구에 동참하고 있다.

과학으로 설명할 수 없는 것들

　자동차가 휘발유를 동력원으로 하듯 인체는 음식을 통해 흡수한 3대 영양소를 바탕으로 움직인다. 그중 탄수화물은 포도당으로, 단백질은 아미노산으로, 지방은 지방산과 글리세롤로 분해되어 60~100조 개에 달하는 체세포에 영양을 공급하게 된다.

　사람이 배가 고프면 짜증이 나고 초조해지는데 이는 뇌세포에 포도당이 공급되지 않고 있다는 증거다. 뇌는 체내 당분의 약 50%를 소비할 만큼 에너지 소모가 많은 기관이다. 우리 몸은 짜증을 유발함으로써 당분을 섭취하도록 유도하는 것이다.

　스트레스를 받을 때 단것을 먹으면 기분이 가라앉는 것도 당분이 뇌의 진정작용을 돕기 때문이다. 이처럼 탄수화물은 인체대사에 있어 중요한 에너지원으로 쓰이는데 신체기능을 유지하고 남은 분량은 지방으로 축적되어 만약의 상황에 대비하게 된다.

에너지보존은 모든 만물의 기본적인 욕망이다. 숲속 다람쥐도 겨울을 대비해서 땅을 파고 도토리를 묻어둔다. 문제는 과다한 축적이다. 이제까지 지구상에 존재하는 모든 생명체는 지방을 과다 축적할 필요가 없었다. 아니 여유가 없었다. 지구의 생태계는 약육강식의 지배를 받아 왔다.

거북새끼는 알에서 깨어나자마자 바다로 가는데 기다렸다는 듯 갈매기나 물고기 떼가 나타나 잡아먹는다. 살아남은 극히 일부분만이 종족을 보존하게 된다. 자연계의 순리란 이런 것이다. 도망 다니느라 바쁜데 한가하게 앉아 영양을 보충할 틈이 있겠는가.

인간의 역사도 마찬가지다. 일찍이 홉스는 주저인 '리바이어던'을 통해 인간은 본능적으로 경쟁을 지향한다고 했다. 과도한 경쟁으로 인해 인간사회는 시비, 싸움, 전쟁이 그칠 날이 없었다. 이런 상황에서 굶주림은 자연스러운 것이었다. 홉스는 이를 극복하기 위해 법으로써 평화를 유지해야 한다고 했다. 인류는 법이 없었다면 동물들처럼 서로 잡아먹기 위해 매일 싸움을 벌였을지도 모른다.

어느덧 풍요의 시대가 되어 '도망과 추격'은 영화 속 특별한 이야기가 되어버렸다. 지금 인류가 누리고 있는 평화는 인위적으로 얻은 것이며 그로 인해 지금 겪고 있는 비만 역시 자연스러운 일이 아니다. 역설이지만 인위적인 법을 통해 평화를 초래했듯 인류는 인위적인 절제를 통해 자연으로 돌아가야 한다.

서양의학은 나무만 바라보는 경향이 있다. 눈앞에 보이는 것이 전부라고 생각하는 것이다. 눈병이 나면 눈만 고치려 하고, 치아에 병이 나면 이를 고치려 든다. 하지만 우리의 전통의학은 숲을 바라보는 지혜를 가졌다. 인체를 우주로 해서하므로 부분이 아닌 전체를 보기 때문에 밸런스에 초점을 맞추어 진료를 하게 된다. 이처럼 서양의학과 전통의학은 이론상의 출발부터가 다르다.

또한 서양의학은 기본적으로 세균을 적대시하기 때문에 세균과의 전쟁을 통해 발전해 왔다. 불필요한 것을 제거하면 유익한 것만 남겨둘 수 있다고 생각하는 것이다. 하지만 전통의학은 동양철학에 의거, 자연친화적인 발상에 의해 인체를 치유시키려 한다.

인체정화의 기본은 전통 한의학의 메커니즘을 따른다. 물론 한의학에도 문제점이 있다. 전통적으로 한의학은 '비방秘方', '비책秘策'에 의존하기 때문에 표준화가 어렵다. 자기만의 노하우에 함몰되어 있다고 할까. 오픈하려고 하지 않기 때문에 시스템화가 어렵다. 이런 단점을 지양한다면 우리의 전통의학은 세상에서 가장 우수한 치유법으로 각광받게 될 것이다.

다시 원래 이야기로 돌아가서 이제까지 인류는 포도당을 지방으로 변화시킬 필요성은 겪었지만 지방을 포도당으로 변화시킬 필요성은 한 번도 겪지 않았다. 도망 다니기 바쁜 상황에서 장기보험은 무의미하기 때문이다. 몸속 지방분이 남아도는 상황은 인류가 탄생한 이래 처음 있는 일이라고 할 수 있다.

이러한 여분의 지방분은 혈관을 돌아다니며 고혈압, 동맥경화, 당뇨 등 각종 질환을 일으키는 주범이 된다. 이것을 단식을 통해 제거하자는 것이다. 문제는 물단식을 하면 포도당 없이 지방산끼리 강제 결합할 수밖에 없게 되어 혈액의 산성화로 이어진다.

피가 산성이 되면 뼈에서 칼슘을 끌어올 수밖에 없게 되고 결국 골다공증을 유발하게 된다. 이렇게 해서 한번 약해진 뼈는 원래의 모습으로 복원될 수 없다는 게 정설이다. 또한 오랜 단식으로 인해 지방세포는 저장모드로 들어가게 되어 요요현상을 일으키는 원인이 된다.

물로는 지방을 닦아낼 수 없다. 물단식은 지방을 제거하지 못한 상태에서 근육의 약화를 부른다. 근육이 줄어들면 기초대사량이 줄어들어 에너지의 소비는 더욱 줄어들게 된다. 또한 피가 산성인 상태에서 체내효소는 제대로 활성화될 수 없는데 효소가 활동하지 않는다는 것은 곧 대사이상을 의미한다.

비만인 사람이 물단식 중에 갑자기 쓰러지는 것은 바로 이런 급작스러운 대사이상 때문이다. 단식을 할 때는 무조건 굶을 것이 아니라 효소를 공급하여 기름때를 녹여준 뒤, 생리활성물질인 '알파·베타·세타물질'로 면역체계를 완성시켜 주어야 한다. 나는 아직도 이 물질이 우리 신체에 어떻게 작용을 하는지, 그것의 종류가 얼마나 되는지 전부 다 설명할 수 없다. 다만 그것이 '신의 치유력'을 가진 물질이라는 사실만 어렴풋 짐작할 수 있을 뿐이다.

이것의 메커니즘을 알아내기 위해 최선을 다해 파헤쳤건만 결국 그 첫 페이지조차 열지 못했다. 내가 알아낸 것은 '자연은 너무나 신비하여 인간의 얄팍한 이론을 대입하는 것이 불가능하다.'는 사실에 불과하다.

다만 우리가 겸손한 마음으로 그 신비에 조심스럽게 다가가려고 할 때 자연은 아주 조금 자신의 능력을 보여준다. '알파·베타·세타물질'도 그중의 하나일 뿐이다.

몸에 좋은 해조류, 더 좋은 해조류 발효식품

발효는 인간에게 유익을 제공하는 미생물작용으로서 이와 비슷한 과정을 겪는 부패와 확연히 구분된다. 곡류가 효모나 세균이 분비하는 효소에 의해 발효되면, 전분이 포도당으로 분해되고 포도당은 여러 가지 중간물질을 거쳐서 에탄올(술)이 된다. 반면 곡류가 일반세균에 의해 분해되면 악취를 풍기는 독성물질이 된다.

결론적으로 발효와 부패의 차이는 미생물 분해과정에서 효소가 관여하느냐 안 하느냐에 달려 있는 것이다. 이처럼 발효와 효소는 떼려야 뗄 수 없는 관계를 맺고 있다.

시중에서 판매하는 효소의 가장 단순한 형태가 소화제다. 보통 식체, 소화불량, 복부팽만감 등의 증상을 완화하기 위해 소화제를 복용하는데 그 구성성분을 살펴보면 셀룰라아제, 비오디아스타제, 리파아제 등으로 이루어져 있다. '셀룰라아제'는 섬유질 분해효소이고, '비오디아스타제'는 탄수화물 분해효소이고, '리파아제'는 지방분해효소이다. 이들은 해당 음식물의 소화에만 작용한다.

말했듯 음식물을 소화시키는 것은 효소의 일부 기능일 뿐 전적인 기능이 아니다. 효소가 인체 내에서 맡은 역할은 무궁무진한데 소화 외에도 분해, 흡수, 배설, 항염, 항균, 해독, 살균, 혈액정화, 세포생산, 세포부활 등 인체활동 전반에 관여하고 있다. 흔히 효소를 '생명의 열쇠'라고 하는 것도 바로 이런 이유 때문이다.

인체에 작용하는 효소의 종류만 해도 지금까지 밝혀진 것만 약 3,000종류 정도이며, 인체 내 효소가 하는 일만 약 300만 가지로 알려져 있다. 이들이 하는 일이 각기 다르다니 인간이 아무리 노력해도 인체가 필요로 하는 효소를 전부 만들어내는 일이란 불가능하다고 할 수 있다.

가령 우리 몸의 생체기계가 1번부터 100번까지 있다고 할 때, 그것을 여는 키가 다 다르다고 생각하면 된다. 탄수화물이 주성분인 곡류는 위장으로 갈 것도 없이 입으로 꼭꼭 씹는 것만으로도 소화가 된다. 침 속에 탄수화물 분해효소인 아밀라아제가 들어 있기 때문이다.

소고기의 경우, 하룻밤만 파인애플에 재워두면 줄줄 흘러내릴 만큼 연해지는데 이는 과일 속에 단백질 분해효소가 들어 있기 때문이다. 이 두 가지 효소는 전혀 호환성이 없는데 탄수화물 분해효소는 탄수화물만, 단백질 분해효소는 단백질만 분해시킬 뿐이다.

하지만 걱정할 것 없다. 우리의 인체는 이 모든 것을 다 해결할 수 있는 마스터키를 가지고 있다. 원형엔자임Original-enzyme이 그것이다. 효소가 '생명의 열쇠'라면 원형엔자임은 효소 중의 효소, '열쇠 중의 열쇠'라고 할 수 있다.

아밀라아제, 프로테아제 같은 '일반 엔자임'을 '기술자'라고 한다면 '원형엔자임'은 '명장'이라고 할 것이다. 원형엔자임이 열지 못하는 자물쇠는 없다. 원형엔자임은 우리가 섭취하는 식품을 통해 보충되는데 문제는 효소가 열에 약하기 때문에 반드시 생식으로 먹어야 한다는 것이다.

말했듯 현재 시중에서 판매되는 과일, 채소, 생선은 환경적 요인으로 인해 효소의 함량이 충분하지 않다. 날 것으로 먹어야 한다면 엄청난 양을 섭취해야 한다는 부담이 따른다. 일본이 효소식품 사업에 적극적으로 뛰어든 것도 바로 이러한 이유 때문이다. 그들은 발효과정에 있어 효소가 큰 작용을 한다는 사실에 착안, 발효를 통해 거꾸로 효소를 추출하게 된다.

가장 기본이 되는 발효는 곡물발효다. 곡물발효의 역사는 아주 오래되었는데 대표적인 것이 술이다. 쌀이나 밀을 발효시켜 얻어낸 알코올은 음식의 풍미를 높여주고 식품의 보존기간을 늘려주기 때문에 어느 나라든 그 나라의 전통주를 가지고 있을 정도로 만인의 사랑을 받아왔다.

또한 콩을 발효시키면 된장이나 청국장이 만들어지는데 이렇게 해서 얻어낸 식품이 몸에 좋다는 사실에 착안, 일본에서 먼저 현미, 옥수수, 콩 등을 발효시켜 효소를 추출하기 시작했다. 이것이 효소식품의 시조인 곡물효소다.

그 다음으로 생약류를 발효시켜 얻어낸 생약류 효소가 있다. 한약을 그냥 먹으라고 하면 고통스럽지만 이것을 발효시키게 되면 쓴 맛과 독성이 사라지면서 부가적으로 효소가 생성된다. 생약류 발효로 인해 한의학의 새로운 지평이 열리게 되었다.

가장 놀라운 능력을 지닌 것은 해조류를 발효시켜 얻어낸 효소다. 영양학 상으로 미역, 다시마, 김, 톳은 다른 식품에서 쉽게 얻을 수 없는 고급영양소를 함유하고 있는 것으로 알려져 있다. 대표적인 영양소로 비타민A, 비타민B군, 비타민C는 물론 미네랄 성분인 칼슘, 마그네슘, 철분, 아연, 요오드, 셀레늄 등과 양질의 단백질이 들어 있다.

육지에서 재배하는 많은 농산물의 경우, 각종 비료와 농약 살포로 인한 지력 약화, 성장촉진 호르몬의 과다투여로 돌이킬 수 없을 정도로 오염되어 있다. 반면 바다는 갯벌이라는 여과장치를 거치며 상당부분 오염물질의 유입이 차단되기 때문에 바다 채소의 경우, 육지 농산물에 비해 오염도가 낮다. 또한 해조류는 바다로 흘러드는 온갖 미량원소를 함유하고 있어 인체의 생리작용을 돕는다.

이처럼 그냥 먹어도 좋은 해조류를 발효시킬 경우 그 효과가 증대되면서 유익성분이 늘어나는 것은 당연지사다. 그렇다면 곡류, 생약류, 해조류 이 세 가지를 한꺼번에 발효시키게 되면 어떤 효과가 나타날까.

발효란 그 특성상 발효횟수가 증가할수록 활성화의 정도가 높이 올라가게 되어 있다. 발효가 거듭될수록 화학적 충돌이 발생하여 그 활용도가 극한까지 늘어나기 때문이다. 이 중의 어느 것이 과녁을 맞힐지 누구도 모르는 일이다.

이런 사실을 알면서도 기존의 효소제품이 1차발효에 머물러 있었던 것은 발효과정에 있어 유익균이 자꾸 죽기 때문이다.

효소 선진국이라 자부하는 일본이 우리 제품을 사 가는 것도 우리가 3차발효에 성공, 생리활성물질이 다량 함유된 제품을 만들어냈기 때문이다. 우리는 이 효소를 복합발효배양물이라고 부른다.

TIP 식전 20분이 중요하다

우리가 음식을 먹게 되면 장기는 소화액을 분비하게 된다. 이런 소화액은 갑자기 뚝딱 만들어지는 것이 아니라 일정한 시간에 걸쳐 천천히 생성되는 것이다. 이런 준비는 배가 고픈 상태에서 일어나는데 배가 고프면 뇌가 음식을 상상하게 되고 장에게 음식을 소화시킬 준비를 시작하라고 명령을 내리게 된다. 장기는 뇌의 명령에 따라 소화액을 만들 준비를 하는 것이다.

하지만 배가 고프지도 않은데 갑자기 음식을 먹게 될 경우, 장기는 준비 없이 급하게 소화액을 만들 수밖에 없게 된다. 이런 일이 반복되면 장기는 극심한 스트레스에 빠지게 된다.

장기의 스트레스를 최소화하기 위해서는 밥 먹기 20분 전에 과일과 같은 에피타이저를 먹어주는 것이 좋다. 과일에는 소화효소가 많이 함유되어 있어 장으로 하여금 소화액을 준비시키는 데 유리하다.

효소식품을 섭취할 경우에도 식전 20분이 좋다. 식전 20분에 따뜻한 발효차와 함께 복합발효배양물을 섭취하면 소화액의 분비가 용이할 뿐만 아니라 소·대장에 존재하는 유익균의 숫자도 늘어나게 된다.

생명이 살아나는 신호, 호전반응

복합발효배양물 인체정화프로그램을 통해 건강이 회복될 때는 십중팔구 호전반응을 동반하게 된다. 호전반응이란 '인체가 건강한 세포를 재생하는 과정에서 나타나는 반응으로 항상성의 극대화 현상'이라고 할 수 있다.

인체가 갖고 있는 항상성은 놀라워서, 아무리 비틀어도 자기 모습을 찾아가는 고무인형과 같다. 비틀어진 기능을 바로잡는 과정에서 나타나는 설사, 발진, 기침, 가래, 코피, 무기력증, 통증, 이명, 안구충혈, 구토, 빈혈, 하혈, 탈모와 같은 현상이 호전반응이다.

인체는 이런 극심한 과정을 겪은 후 차차 나아지기 때문에 호전반응에 직면하여 겁을 먹기보다는 두 발 전진하기 위해 한 걸음 뒤로 물러서는 준비자세라고 이해하는 마음을 가져야 한다.

처음에는 나도 호전반응에 대한 지식이 부족하여 당황했던 적이 있다. 특히 여자들 중에 얼굴에 발진이 나는 경우가 많아 매우 난처했다. 수많은 경험을 통해 알게 된 것은, 여자의 경우 화장을 하기 때문에 피부층에 잠재되어 있던 화장독이 빠져나오면서 발진현상이 두드러진다는 사실이다.

호전반응이 나타나는 근본적인 이유는 인체 치유단계에서 자기분해가 일어나기 때문이다. 외부로부터 영양이 공급되지 않으면 인체는 자기가 갖고 있는 찌꺼기들, 즉 죽은 세포, 병든 세포, 낡은 세포 등을 가져다 에너지원으로 쓰게 된다.

아무리 인체의 찌꺼기라고 해도 본디 모든 세포는 단백질 분자이기 때문에 신진대사 과정에 있어 하나의 연료가 된다. 단식의 목적 가운데 하나가 이런 자기분해를 유도하는 것이다. 대사가 정상화되는 것과 인체의 찌꺼기가 사라지는 현상은 동시에 일어나기 때문에 건강을 찾는 과정에서 호전반응은 필수라고 할 수 있다.

인체정화 과정은 대대적인 주택 수리 과정과 유사하다. 벽지를 뜯어내면 다량의 먼지가 발생하고, 낡은 수도관을 들어내면 녹물이 흘러나오며, 하수도를 고치면 썩은 내가 나는데 인체도 오래된 세포를 들어내고, 막힌 혈관을 뚫고, 지방을 분해하는 과정에서 다량의 오염물질이 발생하게 된다.

건강스위치에 청신호가 들어오는 현상이라고 해서 '명현현상'이라고도 불리는 호전반응은 중증환자일수록 반응의 강도가 높게 나타난다. 고혈압이나 당뇨와 같은 중증질환을 앓고 있는 환자일수록 장내에 움푹 파인 게실^{Diverticula}을 갖고 있는 경우가 많기 때문이다.

 게실이라 함은 변비환자가 묵은 변을 배출하기 위해 장에 압력을 가할 때, 점막이 안에서 밖으로 밀려나면서 생기는 일종의 주머니 같은 것이다. 이곳에 숙변이 끼게 되면 장내 독소를 유발하게 되는데 이렇게 발생한 독소가 장벽을 뚫고 혈관으로 침투하여 각종 대사질환을 불러일으키게 된다.

 일반효소가 하나의 연장만 갖고 있는 기술자라면 복합발효배양물은 드릴, 망치, 방수, 끌, 펜치, 톱, 송곳 등 다양한 연장을 갖춘 기술자라고 할 수 있다. 단순 발효한 일반효소가 소화계에만 관여한다면 복합발효배양물은 대사계 전반에 걸쳐 수리가 가능하다. 연장이 많은 기술자일수록 더 잘 고칠 수 있는 것과 같다.

 복합발효배양물을 통해 장청소를 하게 되면 켜켜이 숨어 있던 숙변이 분해되면서 오염물질이 폭발하듯 부풀어 오르게 된다. 이런 물질이 대장에 가득 차면 배가 부글거리면서 가스가 차오르고, 복통, 설사가 뒤따르는 것은 당연한 일이다. 이것이 바로 호전반응이다.

 이런 증상 때문에 현대의학에서는 호전반응을 식품의 부작용으로 오해하는 것이다. 호전반응은 절대 병이 아니며 몸이 정상을 찾아가는 생체 치유과정이라고 할 수 있다.

 호전반응에 직면한 사람들은 엄청난 변의 양에 놀라게 되는데 이런 변은 지독한 악취를 풍길 뿐만 아니라 검은색을 띠고 있다. 이런 일이 있은 뒤에라야 장이 정상을 되찾아 한 줄로 된 황금색의 바나나변을 볼 수 있다.

보통 우리의 몸이 망가질 때는 장, 간, 신장의 순서를 따르는데, 몸이 치유되는 순서도 이와 똑같이 장, 간, 신장의 순서를 따른다. 장이 건강을 되찾았다는 것은 다른 질환을 치유하기 위한 첫 번째 과정에 진입했다는 뜻이다.

신장이 나쁜 사람의 경우, 기본적으로 몸에 붓기가 있다. 이는 대사계의 이상으로 인해 인체의 혈액정화능력과 수분관리능력이 떨어졌기 때문이다. 신장이 좋지 않은 사람이 복합발효배양물을 복용하게 되면 호전반응을 통해 얼굴, 다리 등이 더욱 부어오르게 된다.

이런 반응이 일어나는 것은 체내에 유해물질이 일시적으로 증가하면서 신장세포의 기능에 과부하가 걸리기 때문이다. 하지만 시간이 지나면서 수분대사능력이 살아나 몸의 붓기가 차츰 빠지게 된다. 이것이 바로 인체정화의 메커니즘이다.

말했듯 호전반응을 대하는 현대의학의 입장은 매우 회의적이다. 현대의학에 의존하여 대사질환을 치료할 경우, 한 움큼의 약을 복용해야 한다. 전술했듯 약의 다른 의미는 '독'이다. 한 가지 증상을 치료하기 위해 어쩔 수 없이 다른 부분의 희생을 감수해야 한다.

가령 항암제를 복용하게 되면 머리털이 빠지는 현상이 일어난다. 이

것이 바로 부작용이다. 항암의 이점이 탈모의 부작용을 상회하므로 할 수 없이 치료를 지속하는 것이다. 서양의학은 기본적으로 자연의 치유력을 믿지 않기 때문에 부작용과 호전반응을 혼돈한다. 그들에게 있어 눈으로 봐서 나쁜 것은 그저 나쁜 것일 뿐이다.

약물치료는 일시적으로 증상을 완화시켜 줄 수는 있어도 결과적으로는 인체의 자연치유력Spontaneous Healing Ability을 약화시키는 요인으로 작용한다. 장기적으로 볼 때, 약물치료는 체온을 떨어뜨려 인체의 면역력을 저하시키고, 세포의 재생을 막아 병을 길게 끌고 가는 경향이 있다.

이 모두가 몸이 하는 일을 약이 대신하려고 했기 때문에 벌어지는 현상이다. 현대의학이 만능은 아니다. 의사가 고치는 병이 있고 내 몸이 고치는 병이 따로 있다.

TIP 건강 100세 섭생 10원칙

1. 식사 간격을 5~6시간으로 정하자

식도를 통해 들어온 음식을 위장과 소장이 소화시키는 데는 5~6시간이 걸린다. 이 시간이 안 되어 식사를 할 경우, 소화에 문제가 생겨 장내부패가 발생할 수 있으며, 이 시간을 넘겨 식사를 할 경우, 위산이 위벽을 자극하여 위염, 위궤양 등의 증상을 일으킬 수 있다.

2. 간식을 하지 말자

식사 외에 간식을 하게 되면 지나치게 음식을 많이 먹게 되어 장을 혹사시키게 되며, 달고 기름진 성분으로 인해 영양과잉이 될 수 있다. 또한 미처 소화가 되기 전에 음식을 섭취하면 장에 부담을 주기 때문에 절대 피해야 한다.

3. 과식을 자제하자

흔히 과식을 자기 입으로 자기 무덤을 파는 행위라고 한다. 과식은 소화효소를 과다소비시켜 대사계에 안 좋은 영향을 미친다. 식생활이 유전자를 결정한다는 말이 있듯이 소식을 하게 되면 본인 건강에 좋은 것은 물론 자식에게도 좋은 습관을 물려줄 수 있을 것이다.

4. 야식을 삼가자

잠자기 전, 네 시간 전에는 위장을 비워 두어야 한다. 인간이 잠자는 동안 인체는 몸을 치유하는 일에 들어간다. 자는 동안에도 소화를 시키는 일을 해야 한다면 인체의 재생력은 자연히 떨어지게 된다.

5. 단순하고 다양하게 먹자

인체의 소화계는 복잡한 음식을 동시에 소화시킬 능력이 없다. 뷔페에 다녀오면 유난히 속이 더부룩하고 기분이 좋지 않은 것을 경험했을 것이다. 한 끼에는 다섯 가지 이내로 식품의 종류를 제한하는 것이 좋다. 우리네 서민의 식단은 대대로 3첩 반상이 기본이었다. 밥과 국을 뺀 세 가지 반찬을 기본으로 하는 것이 소화에 유리하다는 것을 알고 있었던 것이다. 대신 끼니마다 메뉴를 바꾸어 영양학적으로 부족함이 없게 해야 할 것이다.

6. 가공식품을 피하자
식품은 가공 과정에서 귀중한 영양소를 잃어버리게 된다. 백미보다는 현미를, 정제 밀가루보다는 통밀을 먹자. 과일은 껍질째 먹고, 멸치는 통째로 먹어야 한다. 또한 가공 과정에서 첨가되는 화학합성물질로 인해 인체에 독소가 쌓일 수 있으므로 자연식을 하는 것이 좋다.

7. 음식을 꼭꼭 씹자
저작은 소화의 첫 단계로서 음식을 꼭꼭 씹게 되면 내용물이 잘게 부수어져 소화되기 쉬운 상태가 될 뿐만 아니라 침샘, 위장, 소장에 신호가 전달되어 22가지 소화효소의 분비가 원활해진다. 건강한 사람의 경우 30회, 환자 50회, 중환자 100회 이상 씹어야 한다.

8. 육류를 자제하자
육류는 장내에서 유해균이 쉽게 증식하여 장내부패의 주요 원인이 된다. 단백질은 콩류를 통해 보충하면서, 채소, 해조류, 버섯 등을 충분히 섭취하면 비타민, 미네랄, SOD(항산화제), Phytochemical(식물화학물질), Glyconutrients(글리코영양소) 등의 미량의 영양소가 보충되어, 유익균 향상과 장내부패방지, 면역력 향상, 혈액정화, 활성산소제거 등으로 인해 최적의 건강상태를 유지하는 데 도움이 된다.

9. 야식을 했을 경우에는 아침을 굶는다.
아침은 가급적 먹는 것이 좋지만 야식을 한 뒤에는 입맛이 없다. 이럴 때는 아침을 굶음으로써 소화계에 휴식을 주어야 한다.

10. 감사하는 마음으로 먹자
스트레스는 소화기관으로 가는 혈액량과 소화효소의 생산을 감소시켜 소화에 나쁜 영향을 준다. 음식을 먹는다는 것은 자연의 혜택을 입는 일이다. 먹을 수 있음에 감사한다면 모든 음식이 맛있게 느껴질 것이다. 아울러 평소에도 자신과 타인의 결점을 받아들이고 용서하는 자세를 갖도록 하자.

소변과 체지방으로
대사를 체크하자

Chapter **03**

내장지방이 축적되는 요인을 꼽자면 가장 주된 것이 과식이다. 과식으로 인해 소화효소가 과도하게 낭비되면 그 영향이 대사계로 전이되어 혈관에 지방세포가 쌓이게 된다. 좌식생활에 젖어 있는 현대인의 경우, 복부 위주로 지방이 축적된다. 복부지방은 횡격막의 길이를 과다하게 키우게 되는데 수면 시, 폐의 움직임을 방해하는 요인이 된다. 이로 인해 코골이나 무호흡증을 유발한다.

Chapter 03 소변과 체지방으로 대사를 체크하자

소변으로 체크하는 신체건강

 혈액은 온몸을 돌면서 체세포에 산소와 영양을 공급하는데 마지막으로 신장과 방광에 들러 찌꺼기를 거르는 과정을 거친다. 이렇게 해서 몸 밖으로 배출된 대사 부산물이 소변이다. 참고로, 체내에 있는 혈관을 전부 이으면 그 길이가 11만 4천km에 달한다고 한다.

 이는 지구를 두 바퀴 반 도는 길이다. 이렇듯 복잡하게 연결된 혈관이지만 심장에서 내보내진 혈액이 다시 심장으로 오기까지는 약 10초 내지 20초밖에 안 걸린다고 한다.

 우리 몸에서 오줌을 거르는 기관은 신장이다. 콩팥이라고도 부르는 신장은 복부의 좌우에 한 개씩 달려 있는데 이곳의 사구체(모세혈관이 실뭉치처럼 둥글게 엉켜있는 곳)를 통과하면서 혈액이 오줌으로 변한다.

 즉 인체에 필요한 성분인 적혈구, 백혈구, 혈소판 등의 유형성분과 고분자 물질인 단백질은 몸속으로 되돌려 보내지고, 인체에 불필요한 성분인 요소, 요산, 크레아티닌, 만니톨, 이눌린 등만 몸 밖으로 배출되는 것이다.

병원에 건강검진을 의뢰하면 소변검사Urinalysis부터 실시하는 것도 소변이 대사질환 유무를 판독하는 데 있어 가장 기본이 되기 때문이다. 대사계통에 이상이 발생할 경우 소변의 냄새, 색깔, 주기와 양이 달라지게 된다.

배뇨통과 함께 소변 색깔이 탁해진다면 감염에 의한 질병이 의심되므로 병원에 가서 치료를 받아야 한다. 다만 방광염이나 요도염 같은 염증질환이 발발한다는 것은 외부에서 침투하는 균에 대하여 면역력이 떨어졌다는 증거이므로 체내 대사효소의 부족을 의심해야 한다.

방광염과 같은 고질적인 병은 치료해도 자꾸만 다시 걸리게 되는데 이 역시 마이신에만 기댈 것이 아니라 원천적으로 몸을 정화시켜 병의 사슬을 끊어주어야 한다.

정상적인 소변의 색은 노란색 또는 밀짚색이다. 소변에 수분함량이 많은 경우에는 색이 없고 투명하며, 다량의 혈액이 섞여 있을 경우 암적색 또는 갈색이 된다. 영양제를 섭취할 경우, 여분의 비타민이 빠져나오면서 색깔이 샛노래지는 경우가 있다.

만약 소변의 양이 늘어나고 소변에서 시큼한 냄새가 난다면 당뇨병을 의심해야 한다. 당뇨는 소갈증을 동반하기 때문에 그만큼 물을 많이 먹게 되고 소변의 양도 늘게 되는 것이다. 반대로 소변이 마려운데도 소변이 잘 나오지 않는 증세가 나타날 수 있다.

땀을 지나치게 흘리거나 수분 섭취량이 적은 경우 소변이 잘 안 나오는데 경우에 따라 전립선비대증을 의심해야 한다. 참고로 건강한 성인은 하루 평균 800~1,500ml 정도의 소변을 보는 것이 정상이다. 500ml 이하를 핍뇨라고 하고, 50ml 이하일 때 무뇨라고 한다.

이 중 가장 문제가 되는 것은 아무래도 당뇨로 인해 소변의 양이 느는 경우일 것이다. 최근 보도된 신문기사에 따르면 우리나라 30세 이상의 당뇨환자가 500만 명에 달하며, 당뇨 전 단계까지 포함하면 약 1천만 명이 당뇨증상으로 고통 받는다고 한다.

호환, 마마, 기아의 공포에서 벗어나자마자 당뇨가 공공의 적으로 자리 잡게 된 것이다.

당뇨는 병이라기보다 몸속의 피가 탁해진 것을 우리 몸이 해결하지 못하고 있다는 일종의 신호로 받아들여야 한다.

우리 몸의 방어 시스템은 아주 체계적이고 완벽해서 피가 더러워지면 대사효소가 달려와 이를 정화하게 되어 있다.

하지만 기름기가 많은 음식이나 첨가물이 많이 들어간 음식을 과도하게 먹게 되면 이를 소화해야 하는 장은 부담을 안게 된다. 소화에 배당된 효소만으로는 부족하므로 다른 곳에서 효소를 빌려다 쓸 수밖에 없다. 이때 대사에 쓰일 효소를 끌어다 쓰게 되는데 대사효소를 빼앗긴 순환계는 피를 정화하지 못해 일대 교란상태에 들어가는 것이다. 그것이 당뇨증상으로 나타나는 것이다.

당뇨증상이 있는 사람은 고혈압, 심장, 신장 등 다른 대사계통의 이상을 동반하는 것이 일반적인데 이 모든 흐름을 관통하는 요소가 바로 대사효소인 것이다. 고콜레스테롤, 간수치 상승, 고지혈증, 지방간, 중성지방 등의 증세 역시 대사효소 부족이 그 원인이다.

대사질환을 예방하기 위해서는 첫째로 장을 쉬게 해주어야 하고 두 번째로 모자란 효소를 식품으로써 보충해주어야 하며 마지막으로 수분 섭취를 충분히 하여 노폐물 배출을 도와야 한다.

물은 하루 1.8리터(체중 60kg기준; 체중×30cc) 정도 먹는 것이 좋은데 따뜻한 발효차를 마시게 되면 효소가 활성화되어 이뇨작용에 도움이 되고 대사가 순조로워 살 빼는 데도 유리하다.

피가 오염되면 고혈압, 당뇨가 시작된다

당뇨에 잘 걸리는 체질이 따로 있는 걸까? 현대의학은 유전과 고령을 당뇨의 주요 원인으로 꼽는다. 양친 부모가 당뇨면 다음 세대의 60%가 당뇨에 걸린다고 한다. 하지만 이는 당뇨가 유전된다기보다 효소의 양과 식습관 등이 유전된다고 보는 것이 좀 더 정확한 설명이 아닐까.

효소학의 창시자인 에드워드 하웰 박사에 따르면 우리는 태어날 때부터 부모로부터 일정량의 효소를 물려받는다고 한다. 인간은 부모로부터 물려받은 효소로서 신체기능을 유지하는데, 늙는다는 것은 효소가 줄어든다는 의미이며 죽음이란 효소를 전부 소진한다는 뜻이다. 자연히 부모로부터 효소를 많이 물려받은 사람일수록 질환에 강한 경향이 있다. 이런 점에 있어 부모는 될 수 있는 대로 아이에게 많은 양의 효소를 물려주어야 한다.

그렇다면 어떻게 해야 자식에게 효소를 많이 물려줄 수 있을 것인가. 당연히 자신이 효소를 많이 가지고 있어야 한다. 이는 유산을 상속하는 일과 비슷해서 부모로부터 많은 돈을 물려받은 사람이 자식에게도 돈을 많이 물려줄 수 있는 것과 같다.

하지만 조금 물려받은 사람이라고 해도 자식에게 많이 물려주는 경우가 있으니, 평소 낭비를 줄이고 돈을 아껴 쓰는 것과 부지런히 벌어 스스로 재산을 축적하는 것이 그것이다.

정신분석학자로 이름이 높은 프로이트는, 가계에 정신질환자가 태어나려면 3대가 걸린다고 했다. 당사자만 불안정한 생활을 해서는 여간해서 정신질환에 걸리기 힘들고 윗대에서 쌓은 불안증이 있어야 가능하다는 것이다. 부모의 불안정한 정신이 자식의 자식에게 대물림되어 산처럼 쌓일 때라야만 비로소 정신질환자가 나타나게 된다.

신체질환도 마찬가지다. 현재 우리의 신체는 각종 오염물질에 노출되어 있지만 당사자만 나쁜 음식을 먹어갖고는 금방 질환에 걸리지 않는다. 생쥐를 통한 실험에서도 알 수 있듯 100만 개의 암세포를 주입해도 쥐는 암에 걸리지 않는다. 쥐가 갖고 있는 항상성이 이를 퇴치하기 때문이다.

암에 걸린 쥐를 만들기 위해서는 암세포 외에 방사선을 추가로 쐬어주어야 한다. 이처럼 자연은 난치성 질환에 대하여 기본적으로 방어태세를 갖추고 있다.

반면 본인도 효소를 낭비하는 데다, 부모로부터 받은 효소도 적을 경우에는 인체 자생력이 기하급수적으로 떨어지게 된다. 그 결과 질환에 걸리는 것이다. 슬픈 이야기는 여기서 그치지 않는다. 여기에서 한 발 더 나아가 효소의 낭비가 극에 달할 경우, 마지막에 가서는 선천성 질환을 가진 아이가 태어나게 된다.

무섭고도 슬픈 이야기가 아닌가. 나의 잘못된 식생활이 자식과 후손의 건강을 망가뜨린다니. 그렇다면 어떻게 해야 자식에게 좋은 피를 물려줄 수 있을 것인가.

답은 인체정화밖에 없다. 인체에 쌓인 노폐물을 제거하면 효소의 낭비를 줄여 몸의 활력과 건강을 되찾을 수 있다. 또한 식품을 통해 효소를 충분히 섭취하여 보유 효소량을 늘리게 되면 아이에게 더욱 많은 양의 효소를 물려줄 수 있을 것이다.

'건강체질'이 따로 있는 게 아니라 체내 효소가 많은 사람이 곧 건강체질이다. 건강체질을 물려주는 것이, 쓰면 없어질 돈을 물려주는 것보다 더 확실한 유산이 아닐까.

고령이 당뇨의 원인이라고 하는 것도 옳은 말이 아니다. 그런 논리라면 나이 든 사람은 다 당뇨환자여야 한다. 하지만 평생 당뇨에 걸리지 않고 건강하게 사는 사람도 많다. 나이를 먹었기 때문에 당뇨에 걸린다기보다 효소가 줄어들었기 때문에 대사이상이라는 그물에 걸려 넘어지는 것이다.

고령과 노화를 같은 단어로 해석해서는 안 된다. '고령'은 단순히 나이 듦을 말하지만 '노화'는 효소가 줄어든 상태를 말한다. 나이가 젊은데도 불구하고 노화가 일찍 진행되는 사람이 있는가 하면, 나이가 많음에도 여전히 청년의 젊음을 유지하는 사람이 있다.

현대의학에서 제1형 당뇨는 췌장의 인슐린 분비에 문제가 있는 것으로 본다. 하지만 인슐린의 분비는 정상적으로 이루어지는데도 인슐린의 저항성으로 인해 그 기능이 떨어져 세포가 포도당을 효과적으로 연소하지 못하는 경우가 있다. 이런 상태를 '인슐린저항성증후군' 혹은 제2형 당뇨라고 한다. 현재 우리나라 당뇨환자의 95%가 제2형 당뇨로 고통 받고 있다.

인슐린저항성증후군을 다른 말로 '대사증후군'이라고도 하는데 이는 대사효소의 부족으로 인해 생기는 질환이기 때문이다. 대사 이상이라는 뿌리에서 갈라져 나온 증상이 경동맥이나 뇌혈관이라는 가지에 걸리면 '중풍'이 되는 것이고, 관상동맥이라는 가지에 걸리면 '협심증'이 되는 것이고, 세포의 증식에 관계하면 '암'이 되는 것이고, 세포의 기능성에 걸리면 '인슐린저항성증후군' 즉 당뇨가 되는 것이다.

현대의학에서는 이런 병을 치유하기 위해 각각의 증세만 바라보고 있다. 즉, 백 가지 병에 대하여 백 가지 처방을 들이대는 대증요법을 실시하는 것이다. 하지만 이런 대증요법은 나무만 보고 숲은 보지 못하는 결과를 초래한다. 혈압이 높다고 해서 억지로 혈압을 내리는 약을 쓴다면 우리 몸은 어떻게 될까.

고혈압이란 오염된 혈액 때문에 몸 구석구석 피가 전해지지 않는 상황을 치유하기 위해 내 몸이 스스로 혈관의 압력을 높인 것이다. 펌프질을 세게 해야 발바닥까지 피가 갈 것이 아닌가. 이를 인체의 정상화 작용, 또는 항상성이라고 한다.

이런 자연스러운 작용을 약을 사용해 억지로 무너뜨린다면 손끝, 발끝까지 혈액이 도달하지 못하게 될 것이다. 그렇게 되면 발끝까지 혈액을 도달시키기 위한 또 다른 약을 처방해야 할 것이며, 약의 과다복용으로 인해 위장이 망가지는 것을 보호하기 위해 또 다시 약이 추가될 것이다.

이처럼 현대의학에서는 인체의 자연치유력에 대해 거의 참고하지 않기 때문에 병 하나에 대하여 한 주먹의 약을 처방하고 있다. 한 주먹의 약을 먹은 사람은 그 부작용으로 구토를 하게 되고, 눈이 퀭해지며, 머리카락이 빠지고, 뺨이 홀쭉해지며, 눈에 총기가 사라지게 된다. '눈에는 눈', '이에는 이'라는 일차원적인 진단이 우리 신체를 걷잡을 수 없을 정도로 망가뜨리는 것이다.

우리의 삶을 파괴하는 당뇨

흔히 당뇨를 '빈곤과 풍요의 충돌'이라고 한다. 농촌에서 도시로 이동한다든지, 개발도상국에서 선진국으로 이동하는 나라에서 당뇨 증상이 많이 나타나기 때문이다. 어렵게 살던 사람이 주머니 사정이 나아지게 되면 가장 먼저, 식단부터 바꾸기 마련이다.

예전에는 쉽게 먹을 수 없었던 단 음식, 기름진 음식, 술, 밀가루 음식을 마음껏 섭취하게 되는 것이다. 이런 사람의 경우, 원래부터 이런 것을 예사로 먹어오던 사람들보다 한꺼번에 많은 양을 먹기 때문에 문제가 된다.

또한 과거 농경시대에는 자기 몸을 움직여야만 먹고 살 수 있었다. 봄에 씨를 뿌리고, 여름에 가꾸고, 가을에 거두어들이려면 잠시도 쉴 틈이 없었다. 여자들은 한술 더 떠 가사노동의 짐까지 짊어져야 했다. 이런 노동은 어른만의 문제가 아니었으니 아이들 역시 비슷한 강도의 노동을 했다. 학교가 파하면 밭에 거름을 주었고, 소에게 먹이를 먹였으며, 땔감을 구하러 다녔다.

하지만 지금은 어떠한가. 노동집약적 산업구조에서 지식정보집약적 산업구조로 삶의 양식이 바뀌면서 남자들은 밭에 나가 일하는 대신 하루 종일 컴퓨터 앞에 앉아 있게 되었고, 여자들은 가사노동의 대부분을 기계에 의존하고 있으며, 아이들은 공부 외의 일은 하지 않게 되었다.

또한 집집마다 자가용을 장만하면서 가까운 거리도 걸어 다니지 않고 있다. 걸어서 갈 수 있는 가까운 동네슈퍼보다 멀리 있는 대형마트를 더 선호한다. 차를 몰고 가는 것이 잠깐 걷는 것보다 편하기 때문이다. 갑자기 고열량 음식을 섭취한 것도 문제인데 운동마저 하지 않으니 혈관에 기름이 끼는 것은 당연한 일이다. 문명이 우리에게 가져다준 편리함 뒤에는 이처럼 대사질환이라는 무서운 대가가 숨어 있다.

어느덧 우리나라도 당뇨인구 1천만 시대에 접어들었다. 당뇨! 가히 국민질환이라고 할만하다. 한번 걸리면 완치가 어렵기 때문에 흔히 당뇨는 난치병으로 분류된다. 평생 약을 먹어야 하는 '질병'으로 분류되는 것이다.

고혈압도 그렇지만 당뇨 역시 질병이 아니다. 당뇨는 우리 몸이 조금이라도 더 오래 살기 위해 응급시스템을 가동시킨 것에 지나지 않는다고 할 수 있다. 즉 당뇨는 핏속의 포도당을 오줌을 통해 응급으로 빼내는 현상이다.

혈액에 당분이 섞이게 되면 그에 따른 온갖 부작용을 경험해야 하는데 이를 당뇨합병증이라고 한다. 당뇨합병증이 생겼다는 것은 그만큼 증세가 심해졌다는 의미인데, 당뇨란 것이 합병증이 와서 심각한 상황에 이르기 전까지 환자 스스로 특별한 증상을 느끼지 못하기 때문에 발견이 어려운 점이 있다.

당뇨는 신체에 치명적인 손상을 입히는 것은 물론, 증상에 대비하여 꾸준히 약을 복용해야 하고, 매번 당수치를 검사해야 하기 때문에 삶의 질을 현저하게 떨어뜨리는 매우 귀찮은 질환이다.

당뇨가 무섭다고 하는 것은 아무래도 합병증 때문일 것이다. 가장 먼저 타격을 입는 곳이 눈이다. 혈액순환에 문제가 생기면 망막처럼 가는 혈관에까지 피가 도달하는 일이 쉽지 않다. 심하면 망막혈관이 망가져 시력을 잃는 수도 있다.

임포텐스의 대표적인 원인 가운데 하나가 바로 당뇨다. 본디 발기란 것이 성기에 혈액이 몰리면서 성립되는 것인데 피가 몸의 구석구석까지 돌지 못하게 되니 성기능에 장애가 올 수밖에 없다. 발기부전은 인간에게 패배감을 안겨주고 삶의 의욕을 앗아가기 때문에 젊은 사람이나 나이 든 사람이나 고민이 아닐 수 없다.

말초혈관장애, 심부전, 신부전은 당뇨합병증 삼종세트라고 할 만큼 가장 무서운 증상이다. 말초혈관장애란 피가 말초혈관까지 도달하지 못해 손발이 차거나 손끝·발끝이 저린 증상인데 심하면 다리가 썩기도 한다.

또한 오랫동안 탁한 물을 거르게 되면 정수기 필터가 빨리 막히듯이, 신장 역시 걸쭉해진 혈액을 오래 거르다 보면 이상이 생기게 되어 있다. 신부전이 발생하는 것이다. 또한 이처럼 걸쭉해진 혈액은 동맥경화로 이어져 협심증, 요독증을 유발하기도 한다.

그밖에도 혈당이 높으면 체내에서 단백질 합성이 이루어지지 않아 망가진 조직의 회복이 저하되고 상처가 잘 낫지 않게 된다. 몸의 대사활동이 정상적으로 이루어지지 않기 때문에 활동에 필요한 에너지가 제때 만들어지지 못해 극도의 피로감을 느끼기도 한다. 흰머리가 늘고, 종기가 생기며, 이가 빠진다.

당뇨성 빈뇨는 또 얼마나 번거로운가. 보통 방광에 소변이 약 400~500cc 차게 되면 배출하고 싶은 생각이 드는데 잠을 잘 때는 신장이 휴식에 들어가면서 오줌의 생성량이 줄어들게 된다.

하지만 당뇨에 걸리게 되면 하루 동안 배뇨의 횟수가 비정상적으로 늘어나게 되며 자다가도 일어나 수시로 소변을 봐야 한다. 잠조차 푹 잘 수 없는 것이다.

설상가상으로 체내 수분의 대부분을 소변에 빼앗기게 되니 당뇨성 변비에 걸리게 된다. 일주일에 한 번 화장실에 가는 것도 힘들다. 변을 보는 일이 애를 낳는 것처럼 어렵다고 생각하면 얼마나 끔찍한 일인가.

말했듯 변비는 모든 신체질환의 발단이 되는 증상이다. 소화계의 이상은 대사계 이상으로 전이되어 가뜩이나 모자란 효소는 자꾸만 소비되고 몸은 갈수록 나빠진다. 인체를 악순환에 빠뜨리는 질환이 당뇨인 것이다.

당뇨는 그 발병원인으로 보건대 절대 약으로 완치할 수 없는 질환이다. 근본적으로 피를 바꾸어야 한다. 피를 바꾸는 가장 빠른 방법은 정화식을 통해 대사효소를 보강, 대사계를 정상으로 돌려놓는 것이다.

충남 보령에 사는 어떤 여자 분이 내 강의를 듣고 전화를 해왔다. 남편이 당뇨로 인해 신부전증을 앓고 있는데 자신의 신장을 이식해주기로 했다는 것이다.

"오늘 강사님 말씀을 들으니 그냥 줄 것이 아니라 내 신장을 깨끗하게 만든 후에 이식해주는 것이 좋을 것 같은 생각이 들었어요. 그래서 인체정화를 하려고 합니다."

"당연히 그러셔야죠."

하여 이분은 복합발효배양물을 이용한 정화식에 들어가게 되었다. 인체정화를 통해 살도 빼고 훨씬 건강해진 이분은 다시 이런 생각이 들었다.

"어차피 깨끗한 신장을 주어도 남편이 당뇨가 있으니 곧 막힐 게 아닌가. 이왕 줄 거 남편도 인체정화를 한 후에 주어야겠다."

생각하고 남편에게 신장이식을 미루겠다고 했다.

"그 몸으로는 내 거 갖다가 써도 금방 고장 낼 텐데 그러면 또 아들거 달라고 할 거 아녜요? 당신 신장 이식받고 싶으면 인체정화한 후에 받아요."

이 말을 듣고 남편이 펄쩍 뛰었다.

"수술이 사흘 앞으로 다가오니 겁이 나서 그러는 거요? 아니면 당신이 정화식인지 뭔지 해서 살도 빠지고 예뻐지니 다른 생각이 든 거요?"

이에 부인이 설득에 나섰다.

"그게 아니에요. 당신과 우리 가족을 위해서예요. 무조건 인체정화 하세요. 안 그러면 못 줘요."

하여 할 수 없이 남편도 인체정화에 들어가게 되었다. 결과는 어땠을까? 남편은 무사히 신장을 이식받게 되었을까? 대답은 '노'다. 기적 같은 일이 일어났다. 휠체어 타고 다니던 사람이 벌떡 일어나 걷기 시작했다. 썩어가던 발이 살아났으며 당연히 신장이식은 필요 없게 되었다.

몇 달 후, 이분이 보령머드축제행사에 참가하여 10km 마라톤을 완주했다는 소식이 들렸다. 부인과 둘이 부둥켜안고 같이 울었다는 이야기를 들으면서 나 역시 가슴이 뭉클했다. 사람을 살린 것만큼 큰 보람이 어디 있을까. 이런 기적을 체험한 분이 한 사람이면 말을 안 한다. 복합발효배양물 체험사례가 우리나라에만 무려 10만 건이 넘는다. 이런 사례를 접할 때마다 나는 어떻게든 인체정화를 널리 알려야 한다는 사명감에 불타게 되었다.

허리둘레 34인치를 넘기지 마라

우리에게 과연 보릿고개라는 단어가 존재했었나 싶게 현대인은 영양과잉 상태에 있다. 명절이 아니면 구경조차 어려웠던 고기는 마음만 먹으면 매 끼니 상에 올릴 수 있게 되었다. 그 결과 입은 즐거워졌지만 비만이 대국민적인 관심사로 떠올랐다.

비만에 대한 걱정은 비단 우리만의 문제가 아니다. 의학과 과학 분야에서 최첨단을 달리는 미국조차 비만을 해결하지 못해 쩔쩔매고 있다. 여자들이 미용을 이유로 성형외과에서 받곤 하는 지방흡입술의 경우, 부분적인 지방관리만 해주기 때문에 비만에 대하여 원천적인 해결책이 되지 못하고 있다.

비만은 그 자체로도 미적인 결함을 초래하지만 무엇보다 건강에 타격을 주기 때문에 하루 빨리 해결하지 않으면 안 된다. 모든 대사질환 심지어 정신질환에 이르기까지 비만과 관련되지 않는 질환이 없다고

까지 할 정도다.

대사증후군의 진단 기준 중 가장 중요한 것이 복부비만 정도와 팔다리 근육의 부실도를 점검하는 일이다. 복부비만은 배에 과도한 지방이 축적된 상태로, 한국인의 허리둘레 기준으로 남자 90cm(35.4인치), 여자 85cm(33.5인치) 이상인 경우에 해당된다.

체지방은 분포 부위에 따라 피하지방과 내장지방으로 나눌 수 있는데, 특히 내장지방(체내 장기를 둘러싸고 있는 체강 내에 축적되는 지방)의 축적이 심할 경우, 대사질환 검사를 실시해야 한다.

내장지방이 축적되는 요인을 꼽자면 가장 주된 것이 과식이다. 과식으로 인해 소화효소가 과도하게 낭비되면 그 영향이 대사계로 전이되어 혈관에 지방세포가 쌓이게 된다. 좌식생활에 젖어 있는 현대인의 경우, 복부 위주로 지방이 축적된다.

복부지방은 횡격막의 길이를 과다하게 키우게 되는데 수면 시, 폐의 움직임을 방해하는 요인이 된다. 이로 인해 코골이 증상이 나타나기도 하고 심할 경우에는 무호흡증을 유발한다.

무엇보다 복부비만이 유발하는 가장 위험한 질환은 당뇨이다. 당뇨는 기본적으로 대사질환이기 때문에 고혈압, 심근경색과 함께 오는 경우가 많다. 당뇨로 인해 피가 걸쭉해지면서 혈압이 상승하게 되면 대사계에 지속적으로 스트레스가 가해진다. 가장 먼저 손상을 입는 곳이 혈관이다. 심장에서 먼 쪽, 굵기가 가는 곳부터 막히는 것이다.

인체의 항상성 작용은 손상된 혈관을 복구시키기 위해 무리하게 혈관수축 운동을 진행하는데 이 과정에서 동맥경화증이 일어나게 되며 뇌졸중, 심근경색으로 이어지는 것이다.

복부비만을 없애기 위해서는 무엇보다 열량의 섭취를 줄여야 한다. 남아도는 지방이 없게끔 적당히 먹는 것이다. 식사내용에 따라 다르겠지만 위장의 3분의 2만 차도록 먹는 것이 좋다. 모자란 듯 할 때 숟가락을 놓는 결단이 필요하다.

더 좋은 것은 단식을 통해 소화계에 휴식을 주는 일이다. 야식을 하는 날이면 유독 꿈자리가 사나운데 이는 자는 동안 소화계가 작동하기 때문이다.

잠잘 때뿐만 아니라 평소에도 단식, 절식을 실천해야 한다. 인체의 재생 시스템은 우리가 잠자는 동안뿐만 아니라 소화계가 쉬는 동안 가동된다.

건강이 안 좋은 사람은 하루 8시간 쉬게 해주는 것으로는 부족하므로 고의적인 단식을 통해 강제적인 휴식을 주어야 한다.

이때 막무가내식 물단식은 체액을 산성화시켜 뼈 속의 칼슘을 빼앗게 되므로 피해야 한다. 물단식은 지방을 빼지 못한 상태에서 근육만 약화시키며 요요현상이라는 부작용을 동반한다. 물단식은 절대 하면 안 되는 단식이다.

복부지방을 없애려면 굶기는 굶되 효소와 생리활성물질이 혼합된 복합발효배양물을 보충하면서 굶어야 한다. 정화식을 하게 되면 식사를 끊었음에도 활력과 면역력을 동시에 챙길 수 있다. 약으로 고치는 질병이 있고, 내 몸이 고치도록 놔두어야 하는 질환이 있다고 할 때, 정화식은 몸이 스스로를 고칠 수 있도록 돕는 일이다.

이런 원리를 이용하여 전통적인 한의과 치료에, 인체정화프로그램을 접목시켜 비만치료를 하는 한의원이 늘고 있다. 나 역시 의술이 뛰어난 한의사분들와 연계하여 이에 대한 연구를 지속하고 있으며 복합발효배양물을 제도권 안에 끌어들이기 위해 머리를 맞대고 고민하고 있다.

흔히 복부비만을 줄인답시고 윗몸일으키기 같은 근력운동을 많이 하는데 근력운동은 치유보다는 예방차원에서 보다 더 큰 효과를 발휘한다. 윗몸일으키기 같은 운동은 건강할 때 틈틈이 해두는 것이 좋다. 미리미리 배에 근육을 붙여두면 지방이 낄 틈이 없다.

특히 단번에 살을 빼겠다는 의욕에 불타서 과도한 운동을 하는 것을 조심해야 한다. 공기 좋은 숲길을 산책하되 하루 한 시간 정도가 적당하다. 힘들어 죽을 것 같은데도 참고 운동하는 것은, 말 그대로 힘들여 몸을 죽이는 일이다.

프라이팬에 삼겹살을 태우면 연기가 나면서 그을음이 발생하는데 인체도 마찬가지다. 지방을 과하게 흔들면서 연소시키게 되면 체내 그을음이 발생하여 피가 급격하게 탁해진다. 이런 행동 역시 대사효소의 낭비를 가져온다. 심한 운동을 통해 살을 뺀 사람의 경우, 피부에 탄력이 없고 얼굴이 핼쑥해진 것을 알 수 있다.

주위 사람들을 보면 배가 나와도 팔다리가 굵은 사람은 대사증후군이 없지만, 팔다리 근육이 부실하면서 복부비만이 심한 사람은 대사중후군 발생률이 높은 것을 알 수 있다.

사람은 하지에 전체 근육의 3분의 2가 분포되어 있다. 우리가 육상을 기초운동으로 분류하는 것도 다리근육을 사용하여 몸을 움직이기 때문이다. 달리기만 꾸준히 해도 근육 문제는 해결할 수 있다. 말했듯 숨이 턱에 닿을 정도로 뛰는 것은 자제하는 것이 좋고 가벼운 조깅을 권한다.

시간이 없는 직장인의 경우, 제자리에서 앉았다 일어나는 운동만으로도 하지를 단련할 수 있다. 중요한 것은 꾸준함이지 운동의 강도가 아니다.

옛 어른들은 '사람은 하체가 튼튼해야 한다.'고 했다. 근육은 단백질의 저장소로서 인체건강에 있어 대단히 중요한 비중을 차지한다. 효소 역시 단백질 없이는 존재할 수 없는데 효소 자체가 단백질분자로 구성되어 있기 때문이다.

또한 근육은 대표적인 발열기관이다. 근육이 있는 곳에는 반드시 열도 있다. 근육이 발달한 사람의 경우, 체온이 높아 질병에 대하여 면역력이 강한 것을 알 수 있다.

TIP 자주 먹는 것이 건강에 좋을까?

위장에 부담을 주지 않기 위해, 조금씩 여러 번에 나눠 음식을 섭취해야 한다고 주장하는 사람들이 있다. 심지어 하루 다섯 번에 걸쳐 식사를 하기까지 한다. 위장절제를 한 경우가 아니라면 이런 방법은 위의 부담을 줄이기는커녕 위의 부담을 증폭시키는 행위라고 할 것이다.

장이 음식물을 소화시키기 위해서는 일정한 시간이 필요하다. 먼저 들어온 음식이 다 소화되고 나면 인체는 배고픔을 느끼게 되는데 이때 간과 췌장은 다음에 들어올 음식에 대하여 소화액을 만들게 된다.

즉, 배고픔은 소화액을 만들기 위한 준비인 것이다. 하지만 이런 준비를 할 사이도 없이 수시로 음식물이 들어오게 되면 간과 췌장은 급하게 소화액을 만들어야 하고 이런 일이 반복되면 소화계가 교란되어 신트림이 나고 위통이 생긴다.
또한 먼저 먹은 음식을 소장에서 마무리 소화·흡수하던 일을 중단하고 위장으로 들어온 음식물을 소화시키게 되면 소장의 음식물 체류시간이 길어져 이상발효 현상이 일어나 혈액이 탁해지는 원인이 된다. 간식을 하고 나면 다음 식사시간이 되어도 식욕을 못 느끼고 속이 더부룩한 것을 경험했을 것이다.

'내일'을 품고 있는 현미

탄수화물이 다이어트의 공적으로 인식된 지는 오래 됐다. 살을 빼려는 사람들을 보면 너나 할 거 없이 밥의 양부터 줄인다. 밥을 줄이는 대신 사람들은 닭가슴살이나 계란 흰자 등 단백질 식품으로 부족한 영양분을 보충한다. 그 외에 부족한 미네랄은 호두나 해바라기 씨앗 같은 견과류로 충당하면 된다고 생각한다. 식물의 씨앗이 몸에 좋다는 생각은 공통적이기 때문이다.

상식의 맹점이 바로 여기에 있다. 견과류에 대해서는 우호적인 감정을 가지면서 쌀이 바로 식물의 씨앗이라는 생각은 하지 못한다. 식물의 배아는 씨앗의 에너지원으로서 몸에 이로운 물질이 많이 들어 있다.

현미는 정제하지 않은 쌀로서 단백질, 식이섬유, 비타민B군, 철 등 씨앗의 영양이 고스란히 살아있다. 콩이나 깨, 호두와 같은 견과류에

뒤지지 않는 영양 공급원이 바로 현미다.

나는 쌀을 먹는 것이 동물성 단백질을 섭취하는 것보다 몸에 이롭다고 생각한다. 식사의 가장 이상적인 비율이 7:1이다. 7을 쌀, 야채, 과일과 같은 식물성 식재료로 채우고 나머지 1만 동물성 단백질로 채우는 것이다. 식물성 식재료를 선택함에 있어 곡물과 야채의 밸런스만 잘 맞춘다면 끼니때마다 밥을 먹는 것은 아무 문제가 없다.

현미의 이로움에 대해서는 많은 사람들이 이야기했기 때문에 따로 언급할 필요가 없겠지만 무엇보다 현미의 뛰어난 점이라면 '내일'을 품고 있다는 사실일 것이다.

정제된 백미에게는 내일이란 게 없다. 한 달을 묵혀도 백미는 싹을 틔우지 않는다. 논에 뿌려도 백미는 벼가 되지 않는다. 백미는 공장에서 출시한 가공품과 다를 바가 없다. 통조림을 땅에 심는다고 통조림 나무가 열리지 않는 것과 같다.

하지만 현미는 온도와 습도만 잘 맞춰주면 당장이라도 싹을 틔운다. 발아하는 것이다. 현미가 발아한다는 사실이 왜 그렇게 중요한 걸까? 생명체로 자란다는 것은 효소가 작용하고 있다는 증거이기 때문이다. 즉 현미는 생명의 열쇠인 효소로 가득한 건강식품이다.

식물은 씨앗을 널리 퍼뜨리기 위해 종종 동물을 이용한다. 동물은 삶의 반경이 넓기 때문에 먹이를 찾아 아주 멀리까지 이동하곤 한다. 그때 동물이 삼킨 식물의 배아 부분은 소화되고 씨앗은 배설물과 섞여 몸 밖으로 배출된다. 그 씨앗이 발아되면 벚나무도 되고, 은행나무도 되는 것이다. 이때 씨앗이 동물의 뱃속에서 쉽게 소화되지 않도록 막는 물질이 '엔자임 인히비터Enzyme-inhibitor'다.

엔자임 인히비터란 식물에 들어 있는 효소억제물질로서 식물이 동물의 장에서 쉽게 소화되는 것을 막기 위해 자연이 개발한 화학물질이다. 씨앗까지 동물의 뱃속에서 소화되어버리면 식물은 자손을 퍼뜨릴 수 없기 때문이다.

가령 콩을 날로 먹으면 꽤나 아리고 비린데 이것은 콩에 작용하는 독성물질인 엔자임 인히비터 때문이다. 즉 씨앗은 인체에 긍정적인 요소인 '효소'와 함께 부정적인 요소인 '독성'을 지니고 있다. 이런 사실을 간과하고 인간이 씨앗을 날로 먹었다가는 배가 아프거나 설사를 할 수 있다.

씨앗의 독성은 열에 의해 간단하게 제거된다. 콩을 익히면 아린 맛이 사라지는 것과 동시에 독성물질이 순화되어 맛이 부드러워진다. 잘만 익혀 먹는다면 엔자임 인히비터의 작용을 막고 씨앗의 영양분도 고스란히 섭취할 수 있다. 그렇다면 잣이나 호두와 같은 견과류는 왜 익혀먹지 않아도 되는 걸까?

날로 먹었을 때, 아리거나 비린 맛이 없으면 독성이 없다고 봐도 무방하다. 이는 견과류의 특성상 단단한 껍질이 알맹이를 보호하고 있기 때문이다. 단단한 외피가 내용물을 감싸고 있으므로 동물이 삼켜도 잘 소화되지 않는다. 굳이 독성물질을 만들어낼 필요가 없는 것이다.

견과류를 비롯해서 현미, 콩 등 모든 씨앗은 불포화지방의 보고이다. 동물성 지방은 혈관을 막고 피를 탁하게 하지만 식물성 지방은 혈류를 부드럽게 하고 피를 정화시키는 기능이 있다. 지나친 섭취만 아니라면 씨앗은 인류에게 꽤나 이로운 식품임에 틀림없다.

TIP 포도씨는 뱉거나 꿀꺽 삼키자

포도를 먹을 때 씨까지 씹어 먹는 사람이 있다. 심지어 매스컴에서도 씨를 꼭꼭 씹어 먹을 것을 권하는 것을 봤다. 이는 씨앗이 몸에 좋다고 생각하기 때문인데 솔직히 권할만한 방법은 못 된다.

과일 껍질의 경우, 깎지 않고 통째로 먹는 것이 효소와 식이섬유 보존에 유리하지만, 씨앗에는 엔자임 인히비터가 들어 있어 잘못 먹을 경우 배탈을 일으키게 된다.

특히 씨앗에서 아린 맛이 나는 과일은 조심해야 한다. 사과씨, 포도씨 등은 맛이 아리므로 씹어 먹지 않는 것이 좋다. 정 포도씨를 뱉을 수 없는 상황이라면 꿀꺽 삼키도록 하자.

생명을 살리는 피토케미컬

피토케미컬은 식물을 뜻하는 파이토^{Phyto}와 화학을 뜻하는 케미칼^{Chemical}이 합쳐진 말로서 식물생리활성영양소·식물내재영양소라고도 한다.

식물 속에 든 피토케미컬은 태양을 통해 합성되는데 강한 향을 통해 자신과 경쟁하는 식물의 생장을 방해하거나, 각종 미생물·해충 등으로부터 자신의 몸을 보호하는 역할을 한다. 이런 피토케미컬이 인체에 들어오면 세포를 재생하는 작용을 하게 된다.

피토케미컬을 효과적으로 섭취하기 위해서는 향이 짙고 색이 진한 채소를 고르는 것이 좋다. 배추의 경우, 고갱이 쪽의 색이 희고, 바깥쪽 색이 푸르고 진한 것을 볼 수 있다. 이때 햇빛에 더 많이 노출된 배추의 겉장에 피토케미컬 성분이 몰려 있기 때문이다.

과일 중에서는 포도의 색이 짙고, 채소 중에서는 가지의 색깔이 짙다. 이런 보라색 식물에는 폴리페놀 성분이 많이 들어 있는데 피토케미컬의 일종인 폴리페놀은 항산화작용, 노화방지에 기여하는 것으로 알려져 있다.

　향이 강한 마늘에는 알리신이 들어 있다. 알리신은 세포손상을 억제하여 암 발병률을 줄인다. 완두콩, 메주콩, 강낭콩 등 색깔이 다양한 콩에 든 이소플라빈은 여성호르몬의 역할을 흉내 내어 갱년기 증상을 예방하고, 피부를 곱게 만들며, 골다공증을 막아준다.

　일일이 열거할 수 없을 만큼 피토케미컬의 종류와 작용은 다양한데 그중에는 효소의 작용을 도와 몸의 정상화에 기여하는 것도 있고, 인체건강을 위협하는 곰팡이와 바이러스 균을 죽이는 것도 있다.

　뭐니뭐니해도 피토케미컬이 대량으로 포함된 것은 과일의 껍질일 것이다. 겉으로 보기에 생채기가 많이 난 과일일지라도 속을 열어보면 과즙이 흘러넘치는 것을 알 수 있다. 이는 식물의 껍질이 외부의 물리적 공격에 대하여 자기를 방어하는 전진기지 역할을 하기 때문이다. 껍질이 없다면 과일은 조그마한 상처에도 쉽게 마르거나 썩게 될 것이다.

　사과를 접시에 깎아놓으면 금세 갈변하여 모양이 좋지 않게 된다. 사과의 부드러운 과육이 공기에 섞여있는 산소에 침식당하기 때문이다. 반면 껍질을 까지 않은 사과는 일주일 내내 공기 중에 놔두어도 갈변하지 않는다. 껍질이 보호막 역할을 해주기 때문이다.

같은 과일이라고 해도 하우스에서 재배한 채소는 금방 무르지만 노지에서 재배한 채소는 냉장고에 넣어두지 않아도 신선함을 오래 유지하는 것을 볼 수 있다. 햇볕을 많이 쬔 과일인수록 껍질이 두껍고 단단해서 잘 시들지 않기 때문이다.

껍질은 햇빛이 과일에게 입혀준 갑옷이다. 갑옷을 입은 병사가 안 입은 병사보다 전쟁에서 살아날 확률이 높듯, 햇빛을 많이 받은 식물일수록 생명력이 강하다.

햇빛은 식물뿐만 아니라 인체에도 좋은 영향을 미친다. 나이 든 여성의 경우, 넘어지거나 부딪히게 되면 쉽게 골절이 생기는데 이는 골밀도가 약해졌기 때문이다. 골밀도가 비정상적으로 약한 상태를 우리는 골다공증이라고 한다.

골다공증은 폐경기 여성 중 세 명 당 한 명꼴로 발생할 만큼 흔한 질환으로서 물단식을 통해 다이어트를 할 때도 생기지만 햇볕을 쬐지 못할 경우에도 생긴다. 햇빛은 칼슘을 효과적으로 흡수시켜주는 비타민D의 생성을 도와준다. 햇빛을 못 볼 경우, 우리가 섭취한 칼슘이 뼈로 가지 못하고 대부분 오줌으로 배설되어버린다. 매일 간식으로 우유를 마시고 반찬으로 멸치볶음을 먹는다고 해도 햇빛을 못 보면 소용이 없다.

병원 얘기를 들어보면 전에 비해 골다공증 환자가 많이 늘었다고 한다. 여성들이 피부미용 상 햇빛을 멀리하는 생활을 하기 때문이다. 햇빛의 자외선이 주근깨와 주름을 늘리기 때문이라는데 미용에 신경을 쓰는 것도 중요하겠지만 더 중요한 것은 질환 없이 사는 것이 아닐까. 건강을 지키는 것이야말로 젊음과 아름다움을 오래 유지하는 비결일 것이다.

햇빛을 쪼이게 되면 골다공증 외에도 여러 가지 질환을 예방할 수 있어 좋다. 먼저 적절한 일광욕은 수면에 상당히 도움이 된다.

인체는 적정 수면시간을 채우지 못할 경우, 각종 이상을 일으키게 되는데 정신적으로 집중력과 창의성이 떨어지며, 신체적으로 소화력이 둔화된다. 잠이 보약이라는 말이 있듯 인체는 자는 동안, 스스로를 치유하는 작업에 돌입한다. 소화계가 휴식에 들어가면서 대사계 작동이 활성화되기 때문에 순환장애가 개선되는 효과가 있다.

불면증을 치료하려면 아침에 일어나자마자, 창을 열고 햇빛을 쪼이는 것이 좋다. 생체시계는 처음 감지한 햇빛을 기상시간으로 인지하기 때문에 그로부터 15시간 후부터 잠이 오기 시작한다. 수면 호르몬인 멜라토닌이 그때부터 분비되기 때문이다.

바깥 기온을 고려하여 오전 10시경 30분가량 일광욕을 한다면 태양에너지의 좋은 기운이 건강에 이로운 영향을 미칠 것이다.

다시 식품 이야기로 돌아가자. 장이 약한 사람은 무조건 부드러운 음식을 먹고자 하는데 소화력이 떨어진 사람일수록 과일을 깎지 말고 껍질째 꼭꼭 씹어 먹는 것이 좋다. 태양의 선물인 피토케미컬이 궤양이 생긴 점막에 작용하여 상처를 더 빨리 아물게 하기 때문이다.

현재 시중에서 판매되는 곡류 및 야채는 인체가 필요로 하는 미네랄을 충분히 갖추고 있지 못하다. 산성비 등 환경오염 요인이 지력을 약화시키고 있으며, 계절에 관계없이 생산되는 비닐하우스 야채는 직사광선을 피해 곱게 기르기 때문에 모양은 그럴듯할지 모르지만 햇빛이 제공하는 충분한 영양소를 확보하기 어렵다.

이런 상황에서 껍질까지 깎아내고 먹는다면 비싼 돈 들여 과일을 사 먹는 보람이 없어지는 것이다. 과일의 껍질을 제거하는 것은 중요한 영양소를 버리는 일이다.

TIP 과일 껍질에 묻은 농약은 어떻게 하나요?

사람들이 과일 껍질을 먹지 않는 이유 중의 하나가 식감이 나빠서이기도 하지만 과일을 통째로 먹다가 혹시 농약까지 섭취하게 되지는 않을까, 걱정돼서일 것이다. 농약을 살포할 경우, 직접적으로 과일 표피에 유해물질이 닿는 것은 사실이다.

이럴 경우, 밀가루로 과일을 닦으면 상당 부분 농약 걱정을 줄일 수 있다. 밀가루의 고운 입자가 농약의 유해성분을 강하게 흡착하여 물과 함께 씻어 내리기 때문이다.

설사 약간의 농약 성분이 껍질에 잔존한다고 해도 과일에 함유된 팩틴이 농약 성분의 흡수를 방해하게 된다. 또한 농약을 조금 먹게 된다고 해도 피토케미컬의 이점은 농약의 부작용을 상회하므로 껍질까지 먹을 것을 권한다. 그만큼 피토케미컬에 내재된 힘은 무한하다.

올리브기름보다 올리브를

점심식사는 '닭가슴살 햄버거'로 하고, 입가심은 '아이스크림'이나 '카페라떼'로 하는 젊은 친구들에게 그렇게 먹어도 필수영양소를 다 섭취할 수 있냐고 물으니 그게 뭐 걱정이냐고 되묻는다. 그런 뒤 사무실로 돌아와 보란 듯 가방에서 종합비타민을 꺼내 먹는다.

종합비타민의 성분표를 들여다보니 열 가지 정도 된다. 비타민B군, C, D, E…… 대충 이름을 알만한 영양소들이다. 요즘 사람들은 음식을 골고루 먹을 생각은 하지 않고 비타민제품을 통해 한방에 끝내려고 한다.

정말 비타민제품으로 다 되는 걸까? 인위적인 방법으로 건강을 지킬 수 있다고 생각하는 것은 인간의 오만이며 자연에 대한 불경죄다. 인체가 합성해내지 못하는 필수영양소만 해도 자그마치 46가지라고 한다. 알려진 것만 그렇다는 것이다. 우리가 알아내지 못한 영양소는 훨씬 더 많을 것이다.

아무리 과학이 발달했다고 해도 우리는 겨우 달나라에 로켓을 쏘아 올렸을 뿐이다. 태양계 안을 다 돌아보지도 못했을뿐더러 그 너머가 어떻게 생겼는지, 그 너머의 너머는 어떻게 생겼는지 짐작조차 못한다.

우주 바깥으로 나갈 것도 없다. 우리는 우리가 발을 디디고 있는 지구에 존재하는 생명체가 얼마나 되는지 그 숫자조차 헤아리지 못하고 있다.

우리 인체를 들여다보면 쓸모없는 부분이 하나도 없다. 쉽게 떼어버리는 편도선, 맹장도 다 하는 일이 있다. 편도선은 구강 내 인후에 발달한 면역세포의 집합체로서, 점막으로 덮여있다.

점막은 1차적으로 입과 코로 들어오는 세균이나 바이러스를 막아주는 방어기능을 하는데 편도의 경우 외부에서 병균이 침입했을 때, 몸에 신호를 주어 항체를 만들게 하는 중대한 역할을 한다.

어린 아기들이 편도선염에 잘 걸리는 것도 면역력이 약한 시기에 이 기관이 큰 역할을 하기 때문이다.

한동안 흔적기관으로 치부되어 왔던 맹장은 역할도 없는 것이 공연히 말썽을 일으킨다며 외과의사들 돈 벌게 해주는 기관으로 인식되었다. 하지만 요즘 들어 맹장의 역할이 재조명되고 있다.

대장 입구에 벌레 모양으로 길게 붙어 있는 맹장은 대장의 내용물이 역류되는 것을 막아주며 인체 내 면역을 담당한다고 한다.

같은 맥락에서 배추의 겉이파리가 파래서 보기 안 좋다고 떼어내고 먹거나, 무 이파리가 질기다고 하얀 과육만 먹는 것은 부분적인 영양민 섭취하는 것이다. 그런 식사를 하게 되면 뭐가 모자라도 모자라게 되어있다.

이런 문제를 한갓 비타민 몇 알이 해결해줄 수 있을 것인가. 보통 달걀을 완전식품이라고 하는데 이는 달걀 하나가 장차 한 마리의 닭이 되기 때문일 것이다.

달걀에는 비타민C를 제외하고는 거의 모든 영양소가 들어 있는데 흰자에는 87%의 수분과 13%의 단백질이, 노른자에는 60%의 지방과 30%의 단백질이 분포되어 있다. 그래서인지 개중에는 콜레스테롤이 많다는 이유로 노른자를 빼놓고 먹는 사람이 있다.

노른자에 콜레스테롤이 포함되어 있는 것은 사실이지만 이를 분해하는 레시틴이라는 물질도 같이 들어 있어 마음 놓고 먹어도 혈관에 오염물질이 끼는 일은 일어나지 않는다. 최근 발표된 연구결과에 따르면 노른자에는 비타민B 복합체의 하나인 비오틴이라는 물질도 함유된 것으로 밝혀졌다.

이 물질은 지방과 단백질의 정상적인 신진대사를 위해 필수적인 영양소라고 한다. 이런 것을 모르고 자기가 필요한 부분만 쏙쏙 빼서 먹는다면 오히려 신진대사에 문제가 생기는 것이다.

호텔에 가면 조식으로 종종 삶은 달걀이 나오는데, 흰자만 먹고 노른자는 미련 없이 접시에 남겨두고 일어서는 사람들이 꼭 있다. 그런 사람들을 볼 때마다 저런 배부른 짓이 있나 싶어 얄미웠는데, 이제는 '저런 어리석은 사람들이 있나.' 하는 생각이 든다.

올리브기름이 아무리 좋다고 해도 올리브 한 알을 통째로 먹는 것보다 좋을 수 없다. 콩나물, 숙주가 몸에 좋은 이유는 그것이 머리에서 뿌리까지 통째로 먹을 수 있는 전체식이기 때문이다.

평소에는 아는 척도 안 하다가 자기 아쉬울 때는 친한 척 하는 친구가 있다. 평소에는 서민들이 어떻게 사는지 관심도 없다가 선거 때가 되면 표를 찍어달라고 애원하는 정치인이 있다. 얄미우리만치 자기 필요한 것만 쏙쏙 빼가는 친구에게 우정이 가당키나 한 것인가. 자연도 마찬가지다.

좋다는 것만 쏙쏙 뽑아먹는 인간에게 자연이 혜택을 베풀 리 만무하다. 좀 씹기 어려워도 껍질까지 먹어야 한다. 좀 맛이 떨어져도 멸치 똥까지 먹어야 한다.

성욕은 왕성한데 절제력이 떨어지는 사람이 있다. 과연 우리는 그 사람을 건강하다, 정력이 세다고 말할 수 있을까. 육체와 인성이 함께 가야 하듯 신체건강도 마찬가지다. 과다한 여성호르몬이 자궁내막증을 일으키고 과다한 남성호르몬이 내장비만을 일으킨다.

어느 한 부분만 발달한다는 것은 건강하지 않다는 말과 같다. 식품의 부분적인 섭취는 인체건강을 불균형에 빠뜨리며 정신마저 황폐화 시킨다. 건강의 균형을 잡기 위해서는 전체식을 해야 한다.

먹어서 안 되는 부분은 자연이 다 알아서 쓰거나 떫게 만들어 놓았다. 그린 것만 피하면 된다.

물을 마셔 혈류를 원활하게 하자

인간의 신체는 물론이고 보도블럭 사이에 핀 풀 한 포기, 바위 위에 돋은 이끼 하나까지 생명이 약동하는 모든 곳에는 물이 있다. 타는 듯한 목마름 속에서 들이켜는 물 한 모금! 이보다 더 맛있는 것이 있을까. 음식은 40일을 끊어도 생명에 지장이 없지만 물은 단 4일만 마시지 않아도 생명의 빛이 꺼진다.

물은 갈증을 해소시켜 주는 동시에 체내를 순환하면서 단백질, 핵산 등의 생체 고분자 세포가 잘 활동하는지 점검하는 역할을 한다. 이렇게 점검을 하다가 조직이 흐트러지면 그 정보를 효소에 전달하여 원상회복하는 것을 돕는다.

흔히 사람들은 몸이 붓게 되면 몸속의 수분함량이 높기 때문이라고 생각한다. 정확하게 말하면 그냥 수분이 많은 게 아니라 세포와 세포 사이의 수분이 빠져 나가지 못하기 때문에 붓는 것이다. 즉 세포와 세포 사이에 웅덩이가 생긴 것이라고 생각하면 쉽다.

이처럼 고인 물을 빼내기 위해서는 오히려 물을 먹어주어야 한다.

큰 비가 웅덩이를 청소하듯 물로써 림프액을 순환시키는 것이다.

나는 물 대신 따뜻한 발효차를 자주 마신다. 일반 차를 그냥 먹게 되면 탄닌 성분 때문에 떫은 맛이 날뿐더러 탄닌산이 위장에 안 좋은 영향을 미치게 된다. 녹차를 많이 먹는 사람의 경우, 위벽이 두꺼운 것을 볼 수 있는데 탄닌산이라는 독에 위가 단련된 탓이다.

위벽이 얇아도 문제지만 너무 두꺼워도 위장운동 시, 압력이 높아져 좋지 않다. 화폐를 만드는 데 돈이 들어가듯, 우리 몸이 에너지를 만드는 데도 에너지가 들어가게 되는데 위벽의 압력이 높으면 높을수록 수축과 이완운동이 순조롭지 않기 때문에 효소의 소비도 그만큼 많아지게 된다.

하지만 차가 발효되면 차의 성분이 화학적 변화를 일으켜 맛이 떫지 않게 되며 위에 미치는 영향도 줄어들게 된다. 또한 소장을 통해 흡수된 발효성분은 혈액 속의 콜레스테롤을 중화시키는 작용을 하게 되는데 중화된 콜레스테롤은 흡착력을 잃고 체외로 배출된다.

그 외에도 발효음식은 항균·항산화작용을 유지한 채 몸속 유익균을 증강시키는 역할을 한다.

우리나라 사람 중에 당뇨환자가 많은 것이 홍차를 마시지 않기 때문이라는 연구결과도 있듯 발효의 힘은 위대한 것이다. 홍차는 녹차를 발효시킨 검은색의 차로서 '그린티'와 구분하여 '블랙티'라고 부른다. 홍차의 경우, 떫은맛이 우러나오기 전에 내용물을 재빨리 건져내야 탄닌산으로부터 위가 침식당하는 것을 막을 수 있다.

발효차를 마실 때는 따뜻한 상태에서 먹는 것이 좋다. 효소는 36.5도 이상의 체온에서 활성화되기 때문이다. 따뜻한 차를 마시게 되면 체온이 순간적으로 올라가면서 효소 활성화에 있어 최적의 상태가 된다. 간혹 뜨거운 차를 마시면 효소가 죽지나 않을까 걱정하는 분들이 있다. 사람이 마실 정도로만 뜨겁다면 아무리 열에 약한 효소라고 해도 쉽게 죽지 않는다.

한때 아침마다 4℃의 육각수를 마시는 것이 유행처럼 번진 적이 있었다. 육각수란 물의 분자구조가 육각형으로 된 것을 말한다. 일반적으로 물은 육각형의 고리구조, 오각형의 고리구조, 사슬구조 등으로 구분되는데 이 중 육각형의 고리구조가 인체에 가장 적절하다는 가설이 대두되었다.

인체 세포를 둘러싼 체액이 육각형의 고리구조로 안정되어 있기 때문에 세포가 육각수를 가장 좋아한다는 것이다.

우리 주변에서 볼 때, 얼음이 100% 육각수다. 물의 분자는 얼음형태에서 육각형의 고리구조로 단단하게 연결되기 때문이다. 이 이론대로라면 몸에 가장 좋은 물은 얼음의 형태이다.

하지만 아무리 몸에 좋은 얼음이라고 해도 입에 넣으면 녹는 법, 육각형의 구조가 흐트러지게 되는데 그나마 차가운 상태에서 먹는 것이 나으니 냉수를 먹으라는 것이다. 4도의 물에는 육각을 이루는 물이 7% 정도 남아 있다고 한다.

그러니 진리처럼 여겨지던 육가수 이론도 어느덧 시들해지고 이제 물의 분자구조를 따져 가며 물을 먹는 사람은 없는 듯하다. 그럼에도 물은 차가워야 맛있다고 생각하는 사람이 많은데 나는 이것이 좋은 건강법이라고 생각하지 않는다.

차가운 물이 체내에 갑자기 들어오게 되면 인체는 바짝 긴장하게 되며, 물의 온도를 체온과 맞추기 위해 부수적으로 에너지를 사용하게 된다. 아무리 육각수라고 해도 차가운 물은 신체의 밸런스를 깨뜨리며 체온조절에 악영향을 미친다.

물을 마시는 가장 좋은 방법은 입천장을 데이지 않을 정도의 따뜻한 물을 침과 함께 천천히 섞어 마시는 것이다. 온수는 체온을 올려 줄 뿐만 아니라 체내 효소를 활성화시켜 혈액, 림프액, 간질액 등의 체액을 순조롭게 이동시켜 준다.

마지막 밥상이 생명의 밥상으로

　민정 씨는 부산에서 남편과 함께 민속공예품점을 운영하던 분이었다. 이 분 키가 125cm로 별명이 '하늘에서 가장 큰 사람'이다. 하늘에서 보면 이분이 가장 멀게 보이기 때문이다.

　반면 남편 분은 키 180cm의 훤칠한 미남으로, 평균을 훌쩍 넘는 신장을 가지고 있다. 두 사람이 같이 서 있으면 거인과 꼬마처럼 보이지만 부부금슬이 아주 좋아 행복하게 가정을 꾸려가고 있었다.

　다만 걱정이 있다면 민정 씨의 체중이 자꾸 늘어나는 것이었다. 워낙 작은 분인데다 체중이 불어나니 나중에는 거의 굴러가는 것처럼 보였고 더 큰 문제는 건강이 안 좋아지기 시작한 것이다.

　만성피로가 찾아왔고 혈압이 올라갔다. 조금만 걸어도 숨이 차서 운동은 생각도 하지 못하고 있었다. 살을 빼기 위해 온갖 효소도 먹어보고, 굶어도 봤지만 요요현상이 찾아오는 등 효과가 없었다.

그러던 2009년 드디어 민정 씨에게 구원의 동아줄이 내려왔으니 복합발효배양물을 만나게 된 것이다. 효소제품이 다 그렇겠거니 하고 반신반의했지만 친구가 완전히 살을 뺀 것을 보고, '이게 마지막이다.' 하고 시도하게 되었다. 결과는 어땠을까.

한 달 이상 다이어트를 진행해도 1kg도 빠지기 어려웠던 체중이 복합발효배양물식을 하면서 10일 만에 3kg이 줄어들었다. 3kg 중 내장지방만 2kg을 뺄 수 있었다. 그렇게 해서 처음에는 한 달만 하려던 생각을 바꾸어 기간을 4개월로 늘리게 되었고 민정 씨는 총 13kg을 감량하고 날씬한 몸매를 되찾게 되었다.

더 이상 만성피로에 지친 민정 씨는 없었다. 그렇게 행복에 겨워 장사를 하던 어느 날 유난히 몸이 마르고 얼굴이 어두운 여자분이 가게를 찾아왔다. 그분은 바깥에 진열해 놓은 작은 나무식탁 하나를 유심히 쳐다보았다.

곧 쓰러질 것처럼 아파보이는 데다 왼쪽 손부터 팔목에 이르기까지 붕대를 친친 감고 있는 것이 심상치 않았다.

"어디가 아파예?"

그분은 몹시 고통스러운 듯 얼굴을 찡그리며 민정 씨가 곁에 오지도 못하게 했다.

"당뇨합병증으로 류머티스 관절염이 와갖꼬, 마 팔이 시리다 아인교."

"아픈 사람이 상은 머할라꼬 사노?"

"내가 대학병원에 다녀오는 길인데 의사가 이제 더 이상 할 거 없으니 먹고 싶은 거 마음껏 먹고 죽을 날만 기다리라 안 하능교, 그래 며칠만이라도 사람답게 제대로 앉아 밥 먹고 죽을라꼬 예쁜 식탁을 고릅니더."

그분이 가방에서 꺼낸 것은 한 움큼의 약이었다.

"내가 이리 살아왔어예."

"아이고, 이리 아픈데 무슨 식탁이고, 들어와 봐라. 당뇨합병증은 병원에서 몬 고친다. 먹고 싶은 대로 처묵다가 디지라고 하는 의사가 무슨 병을 고치겠노. 단디 들어라, 내 말하는 대로 딱 열흘만 해봐라. 열흘 안에 좋아지는 기분이 들면 눈 딱 감고 4개월만 더 해라."

그렇게 민정 씨는 한 시간 가량 자기 체험을 들려주며 복합발효배양물을 권했다. 그분도 이게 마지막이라고 생각했는지 해보겠다고 했고 그 길로 은행에 가서 현금을 찾아왔다.

그분이 다시 나타난 것은 나흘 후였다. 놀랍게도 왼손에 친친 감겨 있던 붕대가 사라지고 없었다. 이제 안 아프다는 것이다. 그분은 4개월 더 정화식을 진행했고, 곧 죽는다던 의사의 예언을 보기 좋게 거짓말로 만들었다. 그분은 완전히 정상인이 되어 식탁을 사러 다시 나타났으며 이제는 죽음의 성찬이 아니라 생명의 식사를 하고 있다. 그분은 민정 씨를 '생명의 은인'이라고 부른다.

그 일을 계기로 민정 씨는 자신이 살고 있는 부산 동래구에 정식으로 복합발효배양물과 인체정화프로그램을 소개하는 사업을 시작했다. 그렇게 해서 민정 씨로 인해 부산 일대에 소동이 났다. 썩어가던 발이 낫고, 혈액투석을 중단하고, 혈압이 떨어지고, 살이 빠지고, 우울증이 낫고, 디스크가 치료되었다.

복합발효배양물을 통해 새 생명을 얻은 사람이 백 명도 넘는다니 민정 씨는 이제 그런 일이 놀랍지도 않고 당연하게 생각된다고 한다. 그중에는 교장선생 부부, 종교인, 의사 가족 등 계층도 다양하다.

사회 지도층 인사들로부터 생명의 은인이라 불릴 줄은 민정 씨 자신도 미처 생각하지 못한 일이었다. 하늘에서 가장 큰 사람인 민정 씨는 이 땅에서도 큰일을 하고 있다.

마음이 따뜻하면
체온이 올라간다

Chapter 04

전통적으로 한의학에서는 건선에 대하여 열을 올리는 처방을 해오고 있는데 체온조절장치인 땀을 통해 몸속의 독소를 밖으로 내보내는 디톡스 요법을 쓴다. 더 좋은 것은 평소 온수욕으로 몸을 따뜻하게 하여 체온을 올리고, 운동으로 근육을 키우며, 자기만의 스트레스 해소법을 개발하여 즐거운 마음으로 사는 것이다. 마음이 따뜻하면 체온도 올라가게 되어 있다.

Chapter 04 마음이 따뜻하면 체온이 올라간다

소장과 심장은 암에 잘 안 걸린다

 원래 자연계의 정상적인 사이클은 식물에너지가 동물에너지로 분화한 뒤, 이것이 세포로 변하는 과정이 반복되는 것이다.
 이때 첨가물이 많이 들어간 음식을 먹거나 육식을 하게 되면 식물에너지의 전달이 용이하지 않아 동물에너지인 적혈구의 모양이 찌그러지게 된다. 여기에 저밀도 콜레스테롤(LDL)까지 떠다니게 되면 혈액이 찐득거리는 상태로 변한다. 우리는 이런 상태를 피가 오염되었다고 말한다.
 오염된 피가 덤벼들면 세포는 이를 받아들이지 않기 위해 세포벽의 문이란 문을 모조리 닫아걸게 된다. 세포벽이 막힌다는 것은 세포분열을 할 수 없게 되었다는 뜻이다.
 인체는 세포분열을 통해 존속하므로 세포벽이 막히면 사망에 이른다. 이런 상태를 피하기 위해 인체는 비정상적인 방법으로 세포를 변형시키는데 이것이 바로 암세포다. 암은 병이 아니라 조금이라도 길게 생명을 유지하고자 하는 인체의 항상성 작용이다.

독을 마신 사람이 피를 토하는 것도 세포가 오염된 피를 받아들이지 않기 위해 꽁꽁 문을 닫아걸기 때문이다. 세포가 피를 받지 않으면 피가 어디로 가겠는가. 입과 항문을 통해 몸 밖으로 배출될 수밖에 없다.

반대로 질식사하게 되면 혓바닥이 길게 튀어 나오게 된다. 핏속에 산소가 부족하니 세포가 조금이라도 더 산소를 받아들이기 위해 몸의 문이란 문을 모조리 열기 때문이다.

처음 이야기로 돌아가서, 식물에너지가 동물에너지로, 동물에너지가 세포로 옮겨가는 것이 인체 사이클의 자연스러운 흐름이다. 하지만 인체정화를 통해 '재생적 호전반응'이 일어나게 되면 이것이 역분화를 하게 된다.

체세포가 염증반응을 통해 적혈구로 변한 뒤 소변으로 노폐물을 쏟아내는 것이다. 이런 반응은 몸이 건강해지기 위해 반드시 겪어야 하는 치유과정으로서 통증을 동반하게 된다.

재생적 호전반응은 체온이 높을수록 활발하게 일어난다. 몸이 아플 때 우리 신체는 체온을 올려 재생적 호전반응을 유도하는 한편, 효소작용을 활발하게 하여 백혈구의 전투력을 증강시키게 된다. 체온이 효소활동을 지원하기 때문이다. 한 나라의 군사력은 경제력에서 오지만 인체의 군사력은 체온에서 비롯된다.

이처럼 우리의 건강 유무는 적혈구의 에너지작용과 백혈구의 면역작용에 의해 결정된다고 할 수 있다. 인체의 건강이란 피를 얼마나 깨끗하게 유지하느냐에 달려 있으며 이는 체온과 밀접한 연관이 있으니, 올바른 식사를 하는 동시에 몸을 따뜻하게 해주어야 건강을 유지할 수 있다.

우리 인체는 하나의 유기체임에도 불구하고 각 기관의 체온이 모두 다르다. 그중 겨드랑이와 입속의 온도가 높은 편이다. 장기 중에서는 소장과 심장의 온도가 높다. 소장과 심장, 이 두 기관은 공통점이 아주 많다.

'소장'은 위액, 장액 외에도 간장과 췌장에서 분비되는 소화액을 바탕으로 본격적인 소화활동이 이루어지는 곳이다. 소장점막의 표면에는 육안으로도 볼 수 있는 미세한 융모가 벨벳처럼 돌출되어 있는데 이 융모는 2,500억 개의 상피세포로 덮여있어 영양소를 흡수하는 역할을 한다. 소장에서 흡수된 영양소는 혈액을 타고 각 기관으로 전달된다.

'심장'은 인체의 피를 전신으로 순환시키는 펌프 역할을 한다. 두 개의 심방을 통해 피를 받아들인 후, 두 개의 심실에서 혈액을 퍼내도록 설계되어 있다. 옛날 사람들은 단순한 신체기관을 넘어 마음이 담겨 있다고 여길 정도로 심장을 인체의 중심으로 생각했다.

이런 기능 때문에 두 기관은 다른 조직에 비해 산소와 가장 많이 접촉할 수밖에 없는데 그로 인해 발열이 순조로워 온도도 높은 것이다. 우리 몸에서 암세포가 잘 자라지 못하는 곳이 소장과 심장이다.

발열이 잘 된다는 것은 그만큼 재생적 호전반응과 효소작용이 잘 이루어진다는 뜻이며 비정상적인 세포증식에 넘어지지 않는다는 뜻이다.

모든 열은 지혜열智慧熱이라는 말이 있다. 몸에서 나는 열은 몸을 정상화시키기 위한 인체의 '불타는' 노력이다.

외로움과 고독은 의미가 다르다

　효소란 동식물과 미생물의 활동에 의하여 생산되는 고분자의 유기화합물이다. 세포 안에 존재하면서 생명유지에 관계된 온갖 화학적 반응을 촉매하는데 세포조직에서 분리해도 그 작용을 상실하지 않는다. 세포 내 효소를 추출하여 식품으로 만들 수 있는 것도 바로 이런 원리 때문이다.

　효소는 외부에서 받아들인 영양소를 소화흡수시켜 활력을 발생시키며, 낡은 조직을 폐기하고 새로운 조직을 만드는 작용에 관계한다. 인체는 60조~100조 개에 달하는 세포로 구성되어 있는데 이들 세포를 생산하는 것도 효소다. 효소 이론에 의하면 효소가 세포를 만들기 위해서는 단백질, 비타민, 미네랄, pH농도, 습도, 체온이 균일하게 조화를 이루어야 한다고 한다. 이를 효소활성의 최적조건이라고 한다.

김치에는 효소가 살아 넘치지만 김치찌개에는 효소가 없다. 날생선으로는 젓갈을 담글 수 있지만 익힌 생선은 자연발효되지 않기 때문에 젓갈이 되지 않는다. 생야채, 회에는 효소가 존재하지만 익힌 야채, 익힌 고기에는 효소가 없다. 자체효소가 고갈된 화식을 소화시키려면 인체는 상대적으로 체내효소를 과다하게 소비할 수밖에 없다.

현대화가 진행될수록 사람들은 눈에 보이지 않는 바이러스, 박테리아를 찾아내는 데 집중하고 있다. 많은 학자들이 세균을 죽여야 한다는 이유로 음식을 익혀 먹을 것을 권한다.

음식을 익히면 질병의 원인인 세균이 죽을지 모르지만 질병을 이기게 해주는 효소도 함께 죽는다.

인체는 질병을 피하기보다 정면으로 맞닥뜨림으로써 질병을 이길 수 있는 힘을 얻는다. 이런 사실은 무시한 채 과학적인 잣대로만 건강을 다루기 때문에 현대인은 만성효소부족증에 걸려 있다.

효소는 높은 온도에서도 살아남지 못하지만 차가운 곳에서도 활성화되지 않는다. 몸이 아프면 열이 나게 되는데 이는 병원균을 퇴치하기 위한 항상성Homeostasis 작용의 일환이다.

근육은 우리 몸 최대의 발열기관으로서 근육은 그 존재 자체로 효소의 작용을 돕는다. 운동을 꾸준히 한 사람의 경우, 몸이 따뜻하여 병도 없는 것을 알 수 있다.

무한경쟁사회에 접어들면서 우리를 둘러싼 환경도 급변하고 있다. 현대인은 이에 적응하기 위해 극심한 스트레스에 시달리고 있다. 스트레스를 받으면 피로물질인 젖산과 초성포도산이 생산되는데 이는 혈액을 산성으로 변화시키는 요인이 된다. 효소는 체액이 약알칼리(pH 7.35)일 때 가장 활성화되기 때문에 극심한 스트레스 상황 하에서 효소의 작용도 약화될 수밖에 없다.

지속적인 스트레스는 체온을 떨어뜨리는 또 다른 원인이다. 이로 인해 호르몬의 불균형이 찾아오고 내분비계가 교란된다. 교란된 인체를 정상화시키기 위해서는 효소의 역할이 절대적이지만 엎친 데 덮친 격으로 체온이 떨어졌으니 효소가 활성화될 리 없다. 대사계가 악순환의 고리 속으로 떨어지는 것이다.

운동을 통해 몸의 온도를 높이되 즐겁게 해야 한다. 아무리 열심히 한다고 해도 운동이 스트레스가 된다면 건강한 생활은 물 건너가게 된다.

등산이나 골프가 끝난 후에 여럿이 어울려 술자리 갖는 일도 조심해야 한다. 고기와 함께 술을 마시게 되면 운동한 보람도 없이 아주 많은 양의 효소가 낭비된다.

술자리에서 오고가는 고성, 말다툼, 논쟁 역시 마음의 평안을 해치는 요소이다. 술을 먹고 늦게 들어가면 집에서는 잔소리가 기다리고 있다. 이 또한 심신을 지치게 할 것이다.

외로운 사람일수록 스트레스를 풀기 위해 남들과 어울리고자 하는 경향이 있는데 참된 평안은 자신만의 고요한 시간을 갖는 데서 온다는 것을 기억하자. '외로움'과 '고독'은 의미가 다르다.

외로움은 수동적으로 주어지는 것이요, 고독은 능동적으로 쟁취하는 것이다. 혼자 있을 수 있는 '용기'만이 외로움이라는 그늘을 물리칠 수 있다. 건강한 사람들이 명상을 즐기는 이유가 여기에 있다. 효소를 아끼기 위해서는 몸의 온도와 더불어 마음의 온도를 높이는 일이 중요하다.

어린아이는 무좀에 걸리지 않는다

여름이 되면 무좀으로 고생하는 사람들이 많다. 무좀은 백선균이라는 곰팡이균이 피부에 기생하면서 생기는 병이다. 선천적으로 백선균을 가지고 태어나는 사람은 없기 때문에 무좀은 전염병이라고 할 수 있다.

하지만 균이 있다고 해서 반드시 병에 걸리는 것은 아니다. 우리가 평소 들이마시는 공기 중에는 곰팡이, 세균, 바이러스 등 각종 미생물이 포함되어 있지만 모든 사람이 병에 걸리지 않는 것과 같은 이치다.

무좀이 생기려면 흔히 환경조건이 맞아야 한다고 한다. 무좀균은 따뜻한 곳, 습기가 많은 곳, 공기가 통하지 않는 곳을 좋아한다. 인체 중에서 주로 발에 생기는 것도 그런 원인 때문이다. 그렇다면 열이 많고 땀도 많이 흘리는 아이에게는 무좀이 흔해야 하는데 왜 아이는 이런 병에 잘 걸리지 않는 것일까?

무좀뿐만 아니라 어린아이는 성인병으로 분류되는 당뇨, 고혈압, 심근경색에도 강하다. 늙는다는 것은 효소가 줄어든다는 의미로 나이가 들수록 대사력이 떨어지게 된다.

어린아이의 경우 효소가 많아 신진대사 능력이 왕성하기 때문에 손끝, 발끝까지 혈액이 잘 도달하게 된다. 이 때문에 피부가 부드러운 것이며 효소가 백혈구의 활성화를 도와 무좀균도 쉽게 퇴치할 수 있는 것이다.

이런 바탕에는 어린아이의 기초체온이 높은 것이 전제가 된다. 인간은 막 태어났을 때, 3kg의 몸무게에 불과하지만 시간이 지나면서 이것이 열 배, 스무 배로 불어나게 된다.

이처럼 세포가 분열하면서 왕성한 신진대사가 이루어지기 때문에 아이에게는 열이 많다. 하지만 성장이 끝나고 어른이 되면 체온도 같이 내려가면서 비로소 각종 질병에 노출되는 것이다.

이런 사실을 바탕으로 할 때, 무좀이 단순히 곰팡이균 때문에 발생한다는 생각에서 벗어나야 한다. 무좀은 효소의 부족과 그로 인한 대사장애 때문에 생긴다. 근본적인 치유를 하지 않고 피부에 무좀약만 바르다가는 거듭되는 재발로 골치를 앓게 된다.

일본의 이시하라 유미 박사는 '체온이 1도 떨어지면 면역력은 30%가 약해지고 체온이 1도 올라가면 5~6배로 면역력이 강해진다.'고 했다. 이처럼 우리 몸의 발열현상은 질병을 치료하는 원동력이 된다.

더울 때는 무좀 때문에 고생이지만 반대로 날씨가 춥고 건조해지면 건선이라는 피부병이 활개를 치게 된다. 건선은 신체 면역체계가 무너지면서 생기는 일종의 면역질환으로서 피부 표피세포가 비정상적으로 과잉 증식해 피부 교체 주기가 짧아지면서 발병한다.

체온이 내려갈수록 면역체계의 교란이 가속화되는데 세계적으로 봤을 때, 적도지방으로 갈수록 환자 수가 현저하게 감소하는 반면 위도가 높은 북극지방의 경우 건선의 발생빈도가 높아진다.

굳이 건선이 아니더라도 겨울이 되면 피부가 트고 갈라지게 된다. 뺨, 입술, 손등이 특히 심한데 피부가 두꺼워지면서 짓무르고 피가 나기도 한다.

이들 부위는 다른 신체 부위에 비해 외부에 노출되어 있다는 공통점이 있다. 찬바람을 많이 쐬면 체온이 떨어지기 마련이다.

추위 외에 체온이 내려가는 원인으로 과도한 스트레스, 운동부족, 에어컨 사용, 차가운 식품 섭취, 소화불량, 무리한 다이어트 등을 꼽을 수 있다. 현대인은 특히 스트레스를 주의해야 하는데 화가 나면 일시적으로 열이 오르지만 이를 해소하지 않고 길게 끌 경우, 신진대사 기능이 약화되면서 몸이 차가워진다. 스트레스를 만병의 근원이라고 하는 데는 이러한 이유가 있다.

전통적으로 한의학에서는 건선에 대하여 열을 올리는 처방을 해오고 있는데 체온조절장치인 땀을 통해 몸속의 독소를 밖으로 내보내는 디톡스 요법을 쓴다.

더 좋은 것은 평소 온수욕으로 몸을 따뜻하게 하여 체온을 올리고, 운동을 꾸준히 하여 근육을 키우며, 자기만의 스트레스 해소법을 개발하여 즐거운 마음으로 사는 것이다. 마음이 따뜻하면 체온도 올라가게 되어 있다.

내 몸속 보일러, 근육

심장은 펌프질을 통해 전신에 혈액을 흘려보내는데 안타깝게도 돌아오게 하는 기능은 갖고 있지 않다. 전신으로 퍼져나간 혈액이 심장으로 되돌아오는 데는 또 다른 펌프가 필요하다. 근육이 이런 역할을 한다.

인체 근육의 3분의 2가 하지에 분포되어 있다. 많이 걷게 되면 다리 근육이 발달하게 되는데 근육의 이완과 수축운동을 통해 심장으로부터 멀리 떨어진 곳에 있는 혈액을 퍼 올리기가 용이해진다.

요즘 하지정맥류 환자가 늘고 있다고 한다. 하지정맥류란 심장 쪽으로 올라가야 하는 정맥혈이 판막기능의 이상으로 역류되면서 나타나는 질환이다. 육안으로 볼 때, 혈관이 비쳐 보이거나 구불구불하게 튀어나와 보이는데 동통과 부종을 동반하기도 한다.

혈관이 튀어나와 보이는 것은 역류 및 저류로 인해 늘어난 혈관이 주변의 근육을 압박하기 때문이다. 미관상 안 좋기 때문에 외과적인 시술을 많이 하는데 겉만 치료하는 것으로는 완치가 불가능하다.

하지정맥류 역시 대사질환이므로 무엇보다 혈액의 순환을 정상화시키는 일이 중요하다. 단식을 통해 대사활동을 지원하는 한편, 근육량을 늘려 혈액을 효과적으로 펌프질해준다면 혈관의 돌출을 방지할 수 있을 뿐만 아니라 이미 튀어나온 혈관도 서서히 들어가게 된다.

또한 근육운동을 통해 근육량을 늘리게 되면 체내 소비 칼로리가 늘어나게 된다. 근육은 인체의 대표적인 발열기관으로서 체내 칼로리의 상당부분(약 60%)을 소비한다. 근육이 없는 사람은 유산소 운동을 해도 살이 잘 빠지지 않지만 근육이 많은 사람은 약간만 움직여도 지방세포가 효과적으로 연소된다.

스트레스를 받으면 피가 산성이 되면서 뼈에서 칼슘을 빼앗아 오게 되는데 근육이 많을 경우, 이런 일이 줄어들게 된다. 근육이 신체 밸런스를 잡아주기 때문이다.

같은 체중일 때, 근육이 발달된 사람이 더 날씬하게 보이는데 이는 근육과 체지방의 밀도 차이가 20%에 달하기 때문이다. 같은 키에 같은 몸무게라고 해도 지방이 많으면 뚱뚱해 보이고 근육이 많으면 날씬해 보인다. 탄력적인 몸매를 가진 사람은 겉보기보다 체중이 2~5kg까지 더 나간다고 한다.

또한 근육량이 늘어나게 되면 기초대사량이 높아져 음식을 배불리 먹어도 살이 찌지 않는 체질이 된다. 기초대사량이란 우리가 특별히 몸을 움직이지 않아도 우리 몸이 생명을 유지하기 위해 기본적으로 소모되는 에너지의 양을 말한다.

기초대사량이 감소하게 되면 다이어트를 해도 효과가 없으며, 단식을 끊으면 도로 살이 찌는 요요현상이 일어나게 된다. 요요현상은 체지방을 줄이지 못하고 근육량만 줄였을 경우에 나타나는 다이어트의 부작용이다.

요요현상을 방지하기 위해서는 체성분의 검사와 분석을 통해 체지방의 선택적인 감량을 시도해야 한다. 어떤 방식의 다이어트를 하든 운동을 병행하지 않으면 근육량이 줄게 되어 있다. 또한 체내 잠재효소의 활성도를 극대화시키기 위해 효소가 풍부한 식품을 섭취해야 할 것이다. 효소는 혈액 속의 기름때를 선택적으로 제거, 근육이 줄어드는 것을 막아준다.

나는 돈을 들여 헬스클럽에 다니기보다 즐거운 마음으로 걷기를 권한다. 헬스클럽의 지루한 운동을 참는 것보다 좋은 공기와 빛을 쐬면서 하루 1만 보 가량 걷는 것이 몸에 유익하다. 걷는 동안 저절로 명상이 되어 삶의 지혜와 아이디어도 반짝 떠오를 것이다.

흥부에게 자식이 많은 이유

저출산이 국가적으로 문제가 되고 있다. 일부러 아이를 안 낳기도 하지만 불임 때문에 아이를 못 낳기도 한다. 계획을 갖고 단산한 경우는 상관없지만 아이를 간절히 소망하는데도 임신이 되지 않는다면 이처럼 안타까운 경우가 없을 것이다.

주변을 보면 아이를 낳고 싶어 하지만 원하는 대로 생기지 않아 낳지 못하는 부부들이 아주 많다. 한 아이만 낳고 두 번째 아이가 생기지 않는 경우까지 합하면 가임인구의 약 30% 정도가 불임에 해당한다고 한다.

남자 쪽이 원인이 될 때는 정자 숫자의 감소, 정자운동이 약한 것이 문제가 되고 여자 쪽이 원인이 될 때에는 배란장애, 나팔관협착 등이 원인이 된다. 요새는 마흔 넘어 결혼하는 사람들이 많은데 한창 아이를 낳고 길러야 할 나이에 임포텐스가 찾아오기도 하며 성욕 자체가 없어 섹스리스 부부로 사는 일도 흔하다고 한다.

그나마 원인을 알면 치료할 방법도 생겨 희망이 있지만 부부 모두 아무 문제가 없는데 임신이 되지 않는 원인불명의 불임도 굉장히 많다고 한다. 일각에서는 전체 불임의 30% 정도를 원인불명으로 보고 있다.

과거에는 먹을 것이 부족해도 집집마다 기본적으로 열 명 정도의 자녀를 낳고 길렀다. 착하기는 하지만 가난과 무능의 대명사인 흥부만 봐도 한심할 정도로 아이가 많다.

같은 형제임에도 부자인 놀부는 무자식인데 어떻게 해서 가난한 흥부는 그토록 많은 아이를 낳을 수 있었던 걸까. 오히려 가난했기 때문에 아이가 많았던 것은 아닐까.

외부에서 가해지는 물리적 위협은 인체의 생명력을 높이는 열쇠가 된다. 사막에서 자라는 석류가 달고 맛이 좋은 것도 환경이 좋지 않은 가운데서 후손을 남기기 위해 자연이 최고의 역량을 발휘하기 때문이다.

화초를 기를 때도 이와 비슷한 경험을 할 수 있다. 물을 자주 주는 화초의 경우 잎만 무성하지만, 말라죽을 정도가 되었을 때에야 물을 주는 화초는 설사 이파리가 별 볼일 없다고 해도 나중에 가서 아주 예쁘고 화려한 꽃을 피우는 것을 알 수 있다.

인류 탄생 이래, 이처럼 불임이 만연한 적은 없었다. 이것이 다 먹고 살기가 나아지면서 삶에 대한 집착이 덜해진 때문이 아닐까.

불임이 흔해진 또 다른 이유는 효소의 고갈 때문이다. 고기 사먹을 돈이 없었던 흥부는 생채소 위주의 식사를 할 수밖에 없고, 채식 위주의 식사를 하니 고기반찬을 먹는 형 놀부보다 효소 섭취가 유리했을 것이다. 효소가 넉넉하니 신진대사가 원활해지고 성기능도 좋아져 수태능력이 높아질 수밖에 없는 것이다.

에드워드 하웰 박사는 인간은 부모로부터 받은 효소를 다 쓰면 죽음에 이른다고 했다. 하늘이 주신 수명을 다 한다는 말이 이 뜻일 것이다. 그렇다면 개인마다 갖고 태어나는 효소량이 정해져 있다고 할 때, 인체는 더 이상의 효소를 만들어내지 못하는 걸까.

이 문제를 두고 학자들이 오랫동안 연구를 했다. 연구 결과, 인간이 부모로부터 일정량의 효소를 물려받기는 하지만 그것의 저장량을 어떻게 유지하느냐에 따라 건강이 달라진다는 것이다. 한 사람이 부모로부터 재산을 물려받는다고 생각하자. 부자 부모에게서는 많이 물려받을 것이고 가난한 부모에게서는 조금 물려받을 것이다.

천성적으로 건강하게 태어났다는 말은 부모로부터 효소를 많이 물려받았다는 뜻이다. 이런 사람은 독을 먹어도 효소가 금세 분해해버리기 때문에 몸에 큰 영향을 받지 않는다. 반면 부모로부터 효소를 적게 받은 사람은 약간의 독을 먹어도 큰 병을 앓게 된다.

부모가 물려준 돈을 아끼는 데는 두 가지 방법이 있다. 하나는 소비를 현명하게 하는 것이고 다른 하나는 돈이 바닥날 때를 대비해서 부지런히 돈을 저금하는 것이다.

아무리 유산을 많이 받은 사람이라고 해도 관리 방법에 따라 삶이 추락할 수 있다. 산처럼 많은 돈을 가진 사람도 허랑방탕하게 쓰면 금방 소진하여 빈털터리가 될 것이고 아껴 쓰면 오랫동안 돈 걱정 없이 살 수 있다.

건강도 마찬가지다. 우리는 건강을 위해 효소를 아끼는 생활을 하되 틈 날 때마다 인체 내 효소 저장량을 높여야 한다. 체내 효소 저장량을 높이는 방법에도 다음의 두 가지가 있다. 한 가지는 음식을 날 것으로 먹는 것이고, 또 한 가지는 복합발효배양물을 섭취하는 것이다.

초식동물이건 육식동물이건 간에 모든 살아 움직이는 동물은 생식을 한다. 즉 자연계에 존재하는 효소를 생으로 섭취함으로써 살아갈 기반을 마련하는 것이다. 지구상에서 익힌 음식을 먹는 존재는 인간밖에 없다.

식재료를 익히면 맛이 좋아지고, 식감이 부드러워지며, 수분 증발로 인해 전체적인 양이 줄어들기 때문에 한 번에 많이 먹을 수 있다는 장점이 있다. 하지만 그런 이점 뒤에 효소를 섭취할 수 없다는 약점이 버티고 있다. 효소는 열에 쉽게 파괴되는 성질이 있기 때문이다.

효소 섭취를 늘리려면 가급적 생식의 형태로 음식을 먹어야 한다.

익히지 않은 상태의 채소와 과일을 먹는다면 기본적으로 인체활동에 필요한 효소를 건질 수 있다.

물론 여기에도 문제점은 있다. 과거와 달리 식물의 재배방식, 환경의 변화에 따라 자연계에 포함된 효소 함유량이 점점 떨어지고 있다는 것이다. 보충제를 통해 효소 섭취를 늘려야 하는 이유다.

임산부의 경우 효소를 많이 섭취하여 뱃속의 태아에게 효소를 많이 물려주어야 하는 반면 태아를 위해 조심해야 할 것도 있다. 현재 우리가 사용하는 생활용품에는 다량의 화학합성물질이 함유되어 있다.

치아충전제(아말감), 건전지, 살충제, 페인트, 건축자재, 의약품, 배기가스, 각종 플라스틱제품, 완구, 화장품, 향수, 등에 이르기까지 화학합성물질을 넣지 않는 제품을 찾아보기 어렵다. 수은과 같은 중금속의 경우, 대뇌와 신경계를 먼저 공략하기 때문에 태어날 아기에게 자폐를 유발시키는 원인이 된다.

이런 위험을 피하려면 임신 중에는 아무 것도 만지지 않고, 먹지도 말아야 하지만 현실이 그렇지 못하므로 효소를 많이 섭취하여 효소의 배독기능에 기대야 한다.

산모에게 효소의 섭취와 더불어 한 가지 더 필요한 것이 있다. 바로 사랑이다. 남편으로부터 사랑을 많이 받은 산모의 경우, 혈액이 약알칼리성을 띠게 되어 병원균에 대하여 저항력이 높아지게 되며 효소의 작용이 활발해져서 유해물질을 몸 밖으로 배출시키기가 쉬워진다. 행복감은 산모에게 건강을 선물하고 나아가 건강한 아기를 출산할 수 있는 가장 기본적인 요건이다.

욕조에 장미꽃잎 함부로 넣지 마라

반신욕의 광풍이 물러간 지 얼마 되지 않아 다시 족욕이 인기다. 반신욕처럼 번거롭지 않으면서 그에 못지않은 건강 증진효과가 있어 반신욕의 대안으로 족욕이 확산되는 듯하다.

발은 인체의 축소판이라고 할 만큼 신체건강에 중요한 비중을 차지한다. 발바닥에는 신체 전반의 반응구가 있는데 오른쪽 발과 왼쪽 발의 반응구가 약간 다르다고 한다. 오른쪽 발바닥을 살펴보면 뇌, 뇌하수체, 삼차신경, 코, 목, 눈, 귀, 목과 어깨, 갑상선, 폐, 위, 십이지장, 간장, 담낭, 신경다발, 신장, 방광, 맹장, 대장, 난소, 고환 등이 있으며 왼쪽 발에는 오른쪽과 비슷하지만 비장, 심장, 항문, 직장, 소장의 반응구가 추가로 포함되어 있다.

두한족열頭寒足熱이라고 해서, 건강한 사람의 경우 머리는 차고 발은 따뜻한 것을 알 수 있다. 인체의 축소판인 발이 차갑게 되면 인체 전체가 차가워지면서 효소의 활성도가 떨어지게 된다. 그로 인해 비염, 불면증, 설사, 변비, 생리통, 만성피로, 불임, 무좀 등 각종 질환에 노출되기 쉬운 상태가 되는 것이다. 이것이 심해지면 고혈압, 당뇨, 암 등 만성대사질환으로 발전한다.

발은 모든 경혈이 집중되는 곳으로, 심장에서 내려온 혈액을 심장으로 되돌려 보내는 펌프 역할을 한다. 발을 '제2의 심장'이라고 부르는 것도 그런 이유 때문이다. 이때 발이 차가우면 전신을 돌아야 할 혈액과 체액이 발에 오랫동안 머무르면서 붓게 된다. 족욕을 하게 되면 발은 물론 신체 전체가 따뜻해지면서 좁아졌던 혈관이 확장되는데 발의 끝부분에 정체되어 있던 혈류의 흐름이 촉진된다.

족욕을 통해 체온이 오르면 땀이 나게 되는데 체내 노폐물을 몸 밖으로 배출시키는 효과가 있다. 신진대사가 활발해지면 뇌의 긴장감이 사라지고 부교감신경이 활성화되면서 신체 전체가 이완상태에 들어가게 된다. 우울증이 사라지는 것은 물론 숙면을 취하는 데도 도움이 된다.

몸을 따뜻하게 하기 위해서는 평소 차가운 음식과 에어컨, 과도한 야외활동 등을 피하되 외출했다가 돌아와서는 따뜻한 물에 발을 담가보자. 족욕을 할 때는 체온보다 높은 42℃ 정도의 온수가 적당하며 시간은 20분 내외가 좋다. 다리까지 푹 담그는 것보다 복숭아뼈 부근에서 물이 찰랑거리도록 한다.

이때 기분전환을 한답시고 장미꽃잎이나 국화잎을 뜯어서 대야에 뿌리는 일이 있어서는 절대 안 된다. 목욕을 할 때도 마찬가지로 조심해야 한다. 장미와 국화는 수많은 꽃들 중에서도 대표적으로 벌레가 꼬이는 종이다.

원래 장미열매와 국화꽃은 약으로도 쓸 만큼 인체에 유익한 성분을 많이 함유하고 있다. 벌레들도 이런 사실을 알기 때문에 장미와 국화에 몰리는 것이다. 이런 이유 때문에 재배과정에서 불가피하게 농약을 많이 뿌릴 수밖에 없는 것이며 이런 사실을 모르고 욕조에 장미꽃잎을 넣고 족욕을 하다가는 자청해서 독을 흡수하는 일이 일어날 수 있다.

족욕이 좋다고 해도 모든 사람에게 다 좋은 것은 아니다. 과한 운동이 당뇨환자의 건강을 해칠 수 있듯 족욕도 당뇨환자에게 해가 될 수 있다. 체온이 올라가면서 혈압도 함께 올라가기 때문이다. 뉴스에 보면 고혈압 환자가 찜질방에서 사망하는 사건이 심심치 않게 발생하는데 무리하게 체온을 올렸기 때문이다.

반신욕이든, 족욕이든 모든 목욕이 끝난 후에는 수분과 염분을 보충해 주어야 한다. 땀을 통해 빠져나가는 체액의 양이 적지 않다. 정제염은 절대 안 되고, 천일염과 함께 따뜻한 발효차를 여러 차례에 걸쳐 나눠 마시는 것이 좋다.

새로 태어난 동생

내 외사촌동생 영애는 33세라는 이른 나이에 당뇨가 왔다. 당시에는 지금처럼 인터넷이 발달하지 않았기 때문에 당뇨병에 대해 잘 알지 못했고 말해주는 사람도 없었다고 한다.

그래서 동생은 의사선생님이 하라는 대로 하면 병이 나을 수 있다고 믿었다. 당시 의사의 처방은 이랬다.

"김영애 씨의 경우, 인슐린 펌프를 달아 췌장을 당분간 쉬게 하면 다시 회복될 수 있습니다."

동생은 그 말만 믿고 의사가 시키는 대로 했다. 배에 인슐린 주머니를 찬 뒤 바늘을 통해 체내에 인슐린이 흘러 들어가도록 했다. 무려 12년 동안이나 말이다. 하지만 곧 나을 수 있다던 당뇨는 낫지 않았고 인슐린 투여량은 점점 늘어났다.

몇 년 전부터는 그나마 당수치 조절도 제대로 되지 않았다. 2형 당뇨가 심해져 1형으로 바뀐 뒤였다. 그래서 이 병원 저 병원 다니면서 온갖 약을 처방받고 여러 종류의 인슐린을 썼음에도 혈당은 들쭉날쭉 200에서 500mg/dl까지 오르내렸다. 엎친 데 덮친 격으로 합병증이 찾아왔다.

하루 170단위가 넘는 인슐린을 투여하다 보니 온몸이 노랗게 변했으며 몸이 좀 나으려나 싶어 발포부황을 떴는데 그로 인해 여기저기 물집이 생기더니 진물이 흘러나와 멈추지 않았고 나중에는 피딱지로 변했다.

또한 시커멓게 변한 잇몸에서도 고름이 흘러나와 음식을 먹을 수가 없었다. 치과에 갔더니 당뇨라 방법이 없다면서 손으로 짜내라는 말밖에 해주지 않았다. 소화도 되지 않아 밥만 먹으면 배를 움켜잡고 뒹굴기 일쑤였으며, 당뇨성 변비로 인해 매번 관장을 시도했다.

아무리 약을 먹어도 당 조절이 되지 않아 늘 피곤했으며 집안일 하는 것이 너무 힘들어 청소하다 말고 걸레를 붙잡고 엉엉 울어버린 날이 한두 번이 아니었다고 한다.

나중에 그 사실을 알고 나서 나는 두어 차례 전화를 했다.

"복합발효배양물로 당뇨, 고혈압이 정상으로 돌아온 사람이 많으니 한번 사무실로 와 봐라."

하지만 동생은 오빠인 내 말을 믿지 않았다.

"건강식품이 다 그렇죠 뭐, 그리고 저 요즘 어려워요."

돈도 돈이지만 얘가 건강식품에 대한 편견이 있구나 싶었다. 세상이 아무리 험해도 나쁜 사람만 있는 것이 아니듯 건강식품이라고 해서 다 색안경을 끼고 볼 필요는 없는데 말이다.

하루는 비가 부슬부슬 오는데 불현듯 동생 생각이 났다. 얘가 이번에 나를 만나지 않으면 이 세상 사람이 아니게 될 수도 있겠다는 생각이 들었다.

20년 전 내가 사업을 시작했을 때, 회사 경리로서 온갖 궂은일을 맡아 나를 도와주었던 동생이었다. 이번에는 내가 도와줄 차례였고 생사의 갈림길에 있는 만큼 동생을 꼭 살리고 싶었다.

"아무렴 오빠가 너한테 이걸 팔아서 얼마나 도움이 되겠니. 그때 일할 때처럼 오빠 그렇게 여유가 없진 않아. 널 진짜 도와주고 싶어서 그래. 오빠 진심을 알아주었으면 좋겠다. 당일로 왔다가 갈 생각하지 말고 하룻밤 자면서 얘기 좀 하자."

그렇게 해서 삶의 벼랑에 몰려 있던 동생이 나를 찾아오게 되었다. 문을 열고 들어서는 동생을 보니 몰골이 말이 아니었다. 곧 관 속에 들어갈 사람 같았다.

나는 그날부터 동생에게 효소를 들이붓다시피 했다. 정화식의 경우, 하루 세 번 정도 섭취하는 것이 보통이지만 동생에게는 하루 다섯 번까지도 먹으라고 했다.

"힘들어도 매주 회사에 들러 교육도 받고 확신을 얻으면서 먹어라. 무조건 먹는 것보다 믿음을 갖고 먹으면 효과가 더 빠르단다."

결과는 여러분이 예상하시는 대로다.

그 다음 주에 매제와 함께 찾아온 동생을 보니 얼굴이 확 달라져 있었다. 표정이 밝았고 온몸에 생기가 넘쳤다. 펌프를 통해 170단위로 투여하던 인슐린을 복합발효배양물 섭취 3개월 후에는 1/4수준인 36단위로 줄일 수 있게 되었으며 5개월 후에는 펌프를 떼어내고 주사로 대체, 마음 놓고 샤워를 할 수 있게 되었다.

8개월이 지난 지금은 18단위 정도만 투여하고 있다. 소화불량이나 변비 같은 증상은 일주일 안에 사라졌으며 잇몸도 나아 더 이상 고름이 나오지 않았고, 부황을 뜨면서 생긴 상처도 나았다.

요즘은 치악산 고둔치 정상까지 한달음에 달려갔다 내려올 만큼 근력이 좋아졌으며 14층 아파트 계단도 숨 하나 차지 않고 오르내린다고 한다.

더 기쁜 것은 20대부터 고질적인 허리디스크로 한 시간 이상 서 있지도 못했던 매제가 복합발효배양물을 섭취하면서 여섯 시간 넘게 걸어도 힘들다는 말을 하지 않는다는 것이다. 인체정화를 통해 20년 동안 앓아온 디스크가 나은 것이다.

"원리를 알기 전까지 이게 무슨 마약인가 했어요."

매제가 쑥스럽게 웃으며 말하던 기억이 난다. 동생네는 그 동안 치료비 때문에 어려웠지만 그 문제가 사라지면서 새로운 사업까지 시작해 경제적으로 여유를 갖게 되었다. '누이 좋고 매부 좋고'라는 속담은 바로 이런 경우를 두고 하는 말일 것이다.

건강이
팔자를 바꾼다

Chapter 05

인체정화의 기본은 비우기와 채우기다. 비우기의 출발은 '단식'이다. 단식은 인체를 잠재우는 원리와 비슷하다. 일부러 일거리를 주지 않는 것이다. 인체의 가장 큰 노동인 소화를 쉬게 하면 그때부터 자가치유력이 효과적으로 발휘되기 시작한다. 이 기간 동안 인체는 노폐물을 쓸어내고, 다친 부위를 치유하며, 건강한 세포를 만드는 일에 전념할 수 있다.

Chapter 05 건강이 팔자를 바꾼다

건강 찾아 인생역전하기

유순 씨는 적극적인 성격의 커리어우먼이다. 말솜씨도 좋고, 남의 이야기도 잘 들어주고, 잘 웃고, 사람들과도 잘 어울린다. 하지만 유순 씨가 처음부터 이랬던 것은 아니다.

유순 씨는 작은 키(159cm)에 비해 체중이 80kg이나 나가 고도비만 판정을 받고 실의에 빠져 지내던 평범한 주부였다. 류머티스에 오십견까지 겹쳐 늘 마음이 우울했는데 엎친 데 덮친 격으로 두 아이까지 아토피 피부염과 비염, 천식으로 고통 받고 있었다.

자신은 관두고 아이들이라도 건강을 회복했으면 하는 마음으로 복합발효배양물을 통한 인체정화프로그램에 두 자녀를 참여시켰다고 한다. 단 열흘 만에 아이들 얼굴이 깨끗해지는 것을 보면서 유순 씨 자신도 프로그램에 참여하기로 결심했다.

2010년 3월 20일, 38세, 체중 80kg. 다시는 돌아올 수 없는 비만한 자신의 모습을 사진으로 남기고 유순 씨는 드디어 인체정화에 들어갔다. 유순 씨의 치유과정이 순탄했던 것만은 아니었다. 정화식으로 인한 배고픔은 둘째 치고 몸속의 독소가 빠져나가면서 일어나는 호전반응이 어찌나 고통스럽던지 잠을 이룰 수 없었다.

무릎이 깨질 듯 아프고, 얼굴이 새빨갛게 달아올랐으며, 어깨·손목·눈·턱 할 것 없이 온몸이 아프고 쑤셨다. 본디 호전반응은 몸 상태가 안 좋을수록 심한데 그만큼 유순 씨의 건강상태는 말이 아니었던 것이다.

하지만 그토록 육체를 괴롭히던 호전반응의 시간이 물러가고 인체정화 한 달째에 돌입했을 때, 유순 씨는 체중이 12kg이나 감소한 자신을 발견할 수 있었다.

류머티스, 불면증, 우울증, 오십견까지 한 방에 물러갔음은 물론이다. 그렇게 두 달간 진행하자 무려 20kg 가까이 체중이 빠졌고 체지방도 13kg이나 뺄 수 있었다. 그로부터 3년이 지났지만 요요현상이 일어나지 않아 유순 씨는 여전히 날씬한 몸매를 유지하고 있다.

유순 씨는 만나는 사람들마다 복합발효배양물의 이로움을 전파한다. 입만 열면 효소 자랑이요, 건강 자랑이라 주변 사람들이 이제 그만 좀 하라고 사정할 정도다. 그만큼 유순 씨는 다시 태어난 기쁨을 감출 수 없었다.

위기가 기회가 된다는 말은 유순 씨를 두고 하는 말일 것이다. 처음부터 건강했더라면 좋았겠지만 사정이 그렇지 못했다.

하지만 절망의 바닥까지 내려갔을 때, 유순 씨는 치고 올라갈 기회를 잡았고 이제 성공한 커리어우먼으로서 당당하게 사회생활을 하고 있다.

유순 씨는 예전의 자기 모습을 전혀 부끄러워하지 않고 당당하게 블로그에 올려놓는데, 과거 사진을 보는 사람들마다 정말 본인이 맞느냐고 재차 묻곤 한다.

유순 씨는 최악의 상황에서 최고의 기쁨을 맛보게 된 행운의 주인공이다. 지금 이 시간에도 온갖 질환과 비만으로 실의에 빠져 지내는 분들이 있을 것이다. 절망은 이르다. 기회는 아직 있다.

내 몸 살리는 데 며칠 걸릴까

우리 몸은 스스로의 건강을 유지하기 위해 끊임없이 노력하고 있다. 그중의 하나가 묵은 세포를 죽이고(세포자살) 새로운 세포를 만들어내는 일이다. 지금 이 시간에도 우리의 몸속 세포는 자살하고 태어나는 일을 반복한다. 60~100조 개에 달하는 세포가 새것으로 교체되는 데에는 연령과 신체기관에 따라 하루에서 2년까지 걸린다. 참고로 적혈구는 넉 달 정도 필요하다.

이 기간 동안 적극적으로 인체정화에 들어가면 이전의 낡은 몸을 버리고 새로운 몸으로 태어날 수 있다. 고혈압, 아토피 등 만성질환일 경우, 넉 달이 지나면 대부분 치유될 수 있다.

상태에 따라 다르지만 당뇨, 심장병, 암 등 난치병으로 분류된 질환은 1~2년 정도 여유를 갖고 치유에 임해야 할 것이다.

병든 몸이 건강한 몸으로, 뚱뚱한 몸이 날씬한 몸으로, 늘어진 몸이 탱탱한 몸으로 바뀌는 데 단 넉 달만 소요된다니 인체의 자가치유력이란 신비하기 그지없다. 길다면 긴 시간이지만 남은 평생을 건강하게 살기 위해 투자한다고 생각하면 극히 짧은 기간이다. 누구라도 평생의 건강을 준다고 하면 넉 달 정도는 얼마든 희생하겠다고 나서지 않겠는가.

인체정화의 기본은 비우기와 채우기다. 비우기의 출발은 '단식'이다. 단식은 인체를 잠재우는 원리와 비슷하다. 일부러 일거리를 주지 않는 것이다.

인체의 가장 큰 노동인 소화를 쉬게 하면 그때부터 자가치유력이 효과적으로 발휘되기 시작한다. 이 기간 동안 인체는 노폐물을 쓸어내고, 다친 부위를 치유하며, 건강한 세포를 만드는 일에 전념할 수 있다.

또한 일정 기간 음식을 섭취하지 않게 되면 인체는 자기가 갖고 있는 것을 태워 에너지를 얻게 된다. 단식을 '메스가 필요 없는 수술'이라고 하는 것도 자기소화의 극점에서 병든 세포, 죽은 세포, 염증, 혹, 종양, 고름, 게실 등을 분해하기 때문이다.

가장 짧은 '단기短期 인체정화'의 경우, 2일~6일 가량 소요되는데 이 기간 동안만 단식을 해도 뇌파가 안정되어 불면증과 스트레스성 피부병 등이 사라진다.

'중기中期 인체정화'의 경우, 7일~20일이 소요된다. 이 기간이면 혈압이 떨어지고 아토피가 사라지는 등 인체가 만성질환에서 회복되기 시작한다. 혈액이 정화되는 기간이기 때문이다.

'장기長期 인체정화'는 3주에서부터 길게는 넉 달까지 걸린다. 혈액정화에 세포에 쌓인 독소까지 사라지는 기간이다. 세포에 누적되어 있던 중성지방, 프라크, 진균, 박테리아, 바이러스 등 온갖 쓰레기가 몸 밖으로 배출된다.

인체정화가 끝났다고 해서 이전의 무절제한 생활로 돌아가서는 안 된다. 몸이 회복되는 데는 넉 달이 걸리지만 망가지는 데는 한 달이 안 걸릴 수도 있다. 인체정화가 끝나면 소화가 잘 되는 음식 위주로 먹되 일반 쌀죽보다는 현미죽이 좋다. 현미의 경우, 인체정화 기간 동안 섭취하지 못했던 일부 영양소와 미네랄 등을 보충할 수 있다. 야채는 꼭꼭 씹어 생으로 먹되 위에 부담이 되지 않을 정도의 소량으로 만족해야 한다.

그렇게 며칠만 하면 보통의 식사로 돌아가도 무방하다. 이때부터는 화학첨가물이 함유된 일체의 가공식품, 영양소를 깎아낸 정제식품을 피해야 한다.

잘 비우는 것도 중요하지만 잘 채우는 것도 중요하다. 과일은 껍질째, 야채는 뿌리째 먹는 것을 원칙으로 하고, 과식을 삼가며 약물은 가급적 복용하지 않는 것이 좋다.

복합발효배양물이 일으킨 기적

내가 육 남매의 막내로 태어났을 때 어머니는 노산으로 젖이 나오지 않았다고 한다. 나이가 많은 데다 가정형편이 어려워 제대로 드시지 못했으니 더욱 그랬을 것이다. 어머니는 모유 대신 외가에서 보내온 백설기로 암죽을 끓여 나를 먹였다.

워낙 작게 태어난 데다 젖조차 얻어먹지 못했던 나는 어려서부터 약골로 자랐다. 신경까지 예민해서 늘 위장병을 달고 살았다. 이래 봬도 국내에서 판매하는 위장약이라는 위장약은 다 먹어 본 사람이다. 그런 탓에 한 때 내 꿈은 한의사였다. 그래서 건강과 한의학 서적을 자주 들여다볼 기회가 종종 있었다.

대학에서 전자재료공학을 전공, 사회에 나와 전자제품 수출업무를 담당하던 중 우연히 연이 닿아 건강관련사업을 시작하게 되었다. 그리고 마침내 2000년, 당시 '경희제약'이던 '한국파비스'의 식품사업부 일을 맡아서 하게 된다.

효소사업을 하면서 효소의 우수성에 대해 누구보다 잘 알고 있었지만 대중화시키는 데는 문제가 있다는 것을 인정해야 했다. 효소는 제품의 특성 상 3~4개월 이상 장복해야만 체질이 개선되는 효과가 나타난다. 하지만 그러기까지 기간이 너무 길었다. 특히 비만치료에 있어, 소비자는 끈질기지 못하기 때문에 이 문제를 반드시 해결해야 한다고 생각했다.

이에 대한 공부를 하다 보니 비만을 비만으로만 접근해서는 안 되겠다는 생각이 들었다.

'비만은 혈액오염과 영양 부조화의 문제다.'라는 결론에 도달, 복합발효배양물을 통한 인체정화프로그램을 개발하게 되었다. 그런데 비만을 치유할 것으로 기대했던 이 물질이 엄청난 기적을 만들어내기 시작했다.

단지 체질개선 기간을 앞당기고, 비만을 해결하려던 프로그램이 엉뚱하게 고혈압, 당뇨를 회복시키는 것을 목격하게 된 것이다.

사실, 비만이나 고혈압, 당뇨 치료는 그리 놀랄 일도 아니다. 임종을 눈앞에 둔 사람이 살아나고, 불면이 치료되고, 키가 자라고, 공황장애, 우울증, 디스크, 신장병, 심장병, 암까지 다 나았다. 사이비 교주가 나열함직한 거짓말 같은 기적이 눈앞에서 실현된 것이다.

돌이켜 보면 눈물 없이는 볼 수 없는 휴먼드라마의 연속이었다. 너무나 드라마틱한 사건이기 때문에 눈으로 보면서도 나 자신 믿겨지지 않았다. 인체의 회복능력에 새삼 감탄할 뿐이었다.

내가 목격한 가장 드라마틱한 사건은 돌아가실 날만 기다리는 어머니를 살린 어느 직장인 주부의 이야기이다.

정희 씨는 평소 직장생활과 가정 일을 병행하면서 만성피로증후군을 겪고 있었다. 그러다가 아는 사람으로부터 소개받은 복합발효배양물을 통해 만성피로는 물론 고질이던 비만까지 깨끗하게 치유되는 경험을 하면서 '이게 뭔가' 싶어 감탄하고 있었다.

그러던 어느 날, 교회에서 기도하다가 문득 어머니가 떠올랐다. 당시 정희 씨의 어머니는 당뇨합병증으로 서울에 있는 대학병원에 입원하여 치료받던 중 가망 없다는 판정을 받고 집으로 돌려보내졌다. 어머니는 의식이 없는 채 요양병원에 기거하며 돌아가실 날만 기다리는 중이었다.

정희 씨는 기도 중에 어머니에게 복합발효배양물을 드시게 해야겠다는 생각이 들었다. 그렇게 안 하면 딸로서 한이 남을 것 같았다. 정희 씨는 그 길로 병원으로 달려갔다.

마침 그날 어머니가 변을 보셨는데 음식을 드시지 못한 상태에서 굉장히 많은 변을 누었다. 죽기 직전에 싸는 똥이라고 해서 배내똥, 죽음똥이라고 부르는 변이었다.

배내똥을 봤다는 것은 돌아가신다는 의미였다. 죽기 전에 인간은 그렇게 몸을 정화하고 떠나는 것이다.

몸속의 노폐물이 다 쏟아져 나오는 만큼 악취가 대단했다. 정희 씨는 간병인과 함께 한 시간 넘게 변을 치우고 어머니 몸을 닦았다. 의식 없는 노인을 씻기려니 매우 힘이 들었는데 옷까지 다 갈아입힌 후, 정희 씨는 어머니 귀에 대고 소리쳤다.

"엄마, 나 큰딸 정희인데, 엄마가 먹으면 살아날 수 있는 약을 갖고 왔어. 이 약 먹고 살아난 사람 엄청 많아. 그러니까 엄마, 간병인이 주면 무조건 받아서 삼켜!"

그렇게 울면서 정희 씨는 알아듣지도 못하는 사람에게 혼자 소리를 질렀다. 복합발효배양물을 물에 갠 후 어머니 입을 벌리고 억지로 떠 넣어주었다. 그리고 간병인에게 당부했다.

"나처럼 이렇게 해주세요. 수시로 미음 떠 넣듯 먹이면 돼요."

특별히 잘 봐달라며 간병인에게 돈 봉투를 건넸다. 그런 뒤, 큰딸로서 동생들에게 그 사실을 알렸다.

"무슨 일이 생기든 내가 책임질 테니 간병인이 하는 일을 막지 말아라. 이게 딸로서 마지막으로 해드리는 선물이다."

그렇게 조치를 취한 뒤 정희 씨는 집으로 돌아왔고 다음 날 아침 간병인과 통화를 했더니 어머니가 받아먹더라는 것이다. 다시 열흘이 지난 후 정희 씨는 병원을 찾았는데 너무나 놀라 뒤로 자빠질 뻔했다.

돌아가실 지경에까지 이르렀던 어머니의 의식이 생생하게 돌아와 있었다. 딸을 알아볼 뿐만 아니라 말도 했다. 정희 씨는 너무나 감격스러워 어머니를 붙들고 울었다.

"엄마, 이게 어떻게 된 거야?"

어머니의 이야기인즉 이랬다.

"2년 전에 돌아가신 너의 수양엄마(큰딸을 돌봐준 분)가 와서 나를 어디론가 데리고 가더라. 둘이서 벌판을 걸어가는데 옹달샘처럼 샘물이 나오는 곳이 있더라. 수양엄마가 바가지로 물을 떠서 내게 주지 않겠니. 그것을 마시고 나서 앞을 바라보니 글쎄 벌판 저 멀리 쑥이 파랗게 자라고 있더라. 그래서 수양엄마를 붙잡고 '우리 같이 쑥 좀 뜯어갖고 가요.' 했더니 수양엄마가 그러더라. '쑥 뜯어갖고 갈 시간 없어요. 빨리 집으로 돌아가세요. 나는 다른 데로 가야 해요.' 그래서 내가 집으로 돌아오려고 하는데 눈이 떠지지 않겠니."

이런 이야기를 들으면 믿을 수 있는가. 도저히 믿기지 않는 일이다. 하지만 진짜 일어나고 있는 일이다. 이런 일들이 사방에서 벌어지니 내 마음은 더욱 조급해졌다. 이 기적을 한시라도 빨리 알려야겠다는 생각이 들었다. 미친 듯이 강의를 다녔다.

일반인 대상으로도 많이 했지만 주로 약사들, 한의사들에게 중점적으로 알리게 되었다. 전문직 특유의 파급효과가 있기 때문이다.

이제까지 약사 대상 250여 회, 한의사 350여 회의 강의를 했고 각 지역의 종교단체에도 강의를 나갔다. 이런 일이 계기가 되어 조직한 것이 국제효소해독학회다.

한의사 및 효소관련업체가 주축이 되어 결성한 이 모임은 효소식품의 재정비 차원에서 새로운 의제를 상정해 토의·연구하는 일을 해오고 있다. 지난해부터 활동범위를 넓혀 대한발효해독학회로 명칭을 개정, 발효식품의 제도화와 저변확대에 다각도의 노력을 기울이고 있다.

여기 죽어가는 사람이 살아날 수 있는 방법이 있다. 그리고 그 방법을 내가 알고 있다. 또한 10만 명이 넘게 체험했다. 어떻게 사람들에게 이 일을 알리지 않을 수 있겠는가. 우리나라에만 당뇨인구가 1천만 명이다. 아직도 갈 길이 멀다.

개에게 복합발효배양물을?

정 대표는 10년 전부터 복합발효배양물의 팬으로서 대 일본 무역업을 하고 있었다. 이분이 일본인 사업가인 스즈끼 사장과 골프를 친 후 선물로 효소 한 박스를 건네게 된다.

"변비나 피부미용에 좋은 제품이니 한번 드셔 보세요."

스즈끼 사장은 피부미용에 좋다는 말에 회사 여직원인 에스미양에게 양보했다. 일은 여기에서 벌어졌다. 20대 후반의 활기찬 아가씨인 에스미 양은 일주일에 한 번 변을 보기 힘들 정도로 고질적인 변비환자였는데 이 제품을 먹고 깜짝 놀랄 정도로 시원하게 매일 변을 보게 된 것이다. 에스미 양은 그 이야기를 회사에 퍼뜨렸고 이에 다른 직원들도 너도 나도 그것을 구해달라고 스즈끼 사장에게 졸랐던 것이다.

그 제품이 바로 복합발효배양물이다. 정 대표는 이 이야기를 오랜 친구인 우리 회사 이호성 본부장에게 전했고 그로 인해 본격적으로 일본 수출의 길이 열리게 되었다. 기막힌 우연의 연속이라고 할 수 있다. 일본현지의 반응이 뜨겁자 우리는 일본 전역으로 사업을 확대시키기 위해 '파비스재팬'을 설립, 정 대표에게 그 일을 위임했다.

돌이켜보건대 일본은 내게 특별한 의미를 지니고 있는 나라다. 과거 모 기업체에 몸담고 있으면서 일본을 상대로 전자제품 수출업무를 했었다. 그런데 일본 사람들이 어찌나 까다로운지 물건을 아무리 잘 만들어가도 번번이 퇴짜를 놓았다. 완벽하지 않으면 씨도 안 먹히는 곳이 일본이다.

일찍이 복합발효배양물을 세계 전역으로 퍼뜨리리라 마음먹고 있던 나였지만 일본만큼은 맨 마지막 순번에 놓을 만큼 일본인의 철두철미함에 주눅이 들어 있었다. 일본은 효소 연구에 있어서도 우리를 앞서고 있는데, 낫또만 전문적으로 연구 개발하는 곳을 비롯해서 각종 효소연구소가 한국의 백 배 규모라고 한다. 이런 일본에서 우리 효소가 인정을 받았으니 감개무량하지 않을 수 없다.

가장 보람 있었던 순간은 일본 사람들이 개인적으로 내게 감사편지를 보내온 일이다. 수출을 통해 현지에 강의를 나가면서 안면을 튼 분들이 있었다. 이분들이 복합발효배양물을 통해 변비가 낫고, 생리통이 사라지고, 여드름이 낫고, 만성질환에 효과를 봤다는 사연을 편지에 적어 보내왔다.

아무리 감사하는 생활이 일반화되어 있는 일본인이라고 해도 바다 건너까지 직접 만든 카드와 편지를 보내오는 성의에 나 역시 감동하지 않을 수 없었다. 이처럼 자기네 나라의 효소로는 경험할 수 없는 기적이 지금 일본 전역에서 일어나고 있다.

재미있는 일화가 있다. 하루는 회사 메일로 낯선 편지가 날아왔다.

Hello. This Mami Tamagawa. I have a question for the transaction of "Anyone".

Could you tell me your phone number? Is there any people who speak Japanese? I will wait for your message. Thanks.

안녕하세요. 저는 마미 타마가와입니다. '애니원' 건과 관련해 질문이 있어서 이렇게 메일 드립니다.
귀사의 전화 번호를 알 수 있을까요? 일어를 구사하시는 분이 귀사에 계시는지요? 회신 부탁 드립니다. 감사합니다.

무슨 일인가 싶어 일본현지 '파비스재팬'의 직원을 시켜 알아보게 했다.

우리에게 메일을 보내온 사람은 일본 K시에서 애견용품 사업을 크게 하는 한 사업가였다. 우연히 우리가 수출하고 있는 복합발효배양물을 접하고 꾸준히 섭취하게 되었는데 배변이 원활해지고 몸의 컨디션이 좋아졌다고 했다. 일본에서 그토록 다양한 효소식품을 먹어왔지만 이처럼 효과가 큰 제품은 처음이었다. 이에 힌트를 얻어, 개와 고양이들에게도 복합발효배양물을 먹이게 되었다.

동물사료를 먹는 개와 고양이의 경우, 변비가 꽤 흔하다고 한다. 그동안 그분은 동물의 고질적인 변비를 해결하기 위해 온갖 방법을 다

써봤지만 만족할만한 효과를 얻지 못했다.

그렇게 복합발효배양물을 먹인 결과 동물들의 변비가 사라지면서 움직임이 활발해지고 털에 윤기가 흐르는 등 건강상태가 아주 좋아졌다고 한다.

"대체 이게 어디 제품이기에 이토록 효과가 좋은 것이냐?"

알고 보니 한국에서 온 효소였다는 것이다. 그는 즉시 인터넷을 검색했고 우리 회사 주소를 알아내어 편지를 보내오게 된 것이다.

그분은 우리와 대화를 나눈 직후에 일본 모 대학의 애완동물식품 연구소에 성분검사를 의뢰했으며 개인적으로 6개월가량 애견에게 복합발효배양물을 먹인 후 변화를 눈여겨보았다. 결과에 크게 만족한 이분은 3월에 있을 애견용품 박람회에 출시할 목적으로 상당량의 샘플오더를 보내왔으며, 박람회를 마친 후에는 일본에 있는 자신의 회사 OEM(주문자상표 부착생산)으로 주문하여 일본 전역으로 대량 보급할 계획에 있다.

태국 역시 일본 못지않게 복합발효배양물 사랑에 빠져 있다. 태국과의 인연도 자연스럽게 이루어졌다. 우리 제품을 먹고 효과를 본 사람이 태국 사업가에게 소개하게 되었는데 본격적으로 수출의 물꼬를 트게 된 것은 태국의 한 여자분 때문이다.

이분이 오래된 피부병으로 인해 엄청 고통받고 있었다. 10년 넘게 온갖 약을 먹어왔지만 상처가 곪고 진물이 나는 증세는 나아지지 않았다. 언뜻 나병처럼 보이는 이 병은 태국의 모 화학공장근로자에게 흔한 직업병이다. 과거 우리나라에서도 화학원료 생산라인에 근무하던 근로자들에게 이런 피부병이 종종 발생했었다.

이분이 복합발효배양물을 섭취한 결과 한 달이 지나면서 증세가 싹 사라지고 정상적인 피부를 되찾는 일이 일어났다. 어떤 약과 주사로도 고칠 수 없었던 병이었기에 그 쪽 사람들에게는 기적 같은 일로 비쳐졌다.

이분뿐만 아니라 유사한 체험사례가 속출하면서 현지에 난리가 났다. 물건을 보내 달라고 아우성이었다. 하지만 정식수출을 하려면 허가를 받는 시간이 필요하기에 우리는 원하는 물량을 보내줄 수 없었다. 이런 사정을 알 리 없는 현지인은 혹시나 자기만 안 준 줄 알고 회사로 찾아와 협박도 하고 욕도 했다. 거래처 사장이 내게 전화를 걸어 이런 말을 했다.

"욕을 먹으면서도 정말 고맙지 뭡니까. 우리 제품이 그 정도로 좋다는 이야기 아닙니까. 돈 싸들고 찾아와 제품 달라고 농성을 벌이는 사람도 많습니다."

태국이 아래로부터의 확산이었다면 미국은 위로부터의 확산이라고 할 수 있다. 미국의 경우, 한의사 등 전문가를 통해 복합발효배양물이 알려지고 있다. 현재 미국은 현대의학에 기대는 비중이 높지만 머지않아 전통의학에 대해 마음의 문을 열 것으로 기대되고 있다. 그 밖에 중국, 러시아, 싱가포르, 대만, 말레이지아, EU 등과 수출을 위한 상담 및 허가절차가 진행 중이다.

10만 건이 넘는 국내 체험사례가 증명하듯이 제품력이 곧 경쟁력이라는 사실을 나는 굳게 믿는다. 복합발효배양물을 수출하는 것에 그치지 않고 나아가 한의사와 병원을 파견하여 세계 각지에 글로벌메디컬 투어를 정착시키는 것이 나의 꿈이다. 케이팝이 세계를 정복했듯 의료계에도 제2의 한류바람을 일으킬 수 있을 것이다.

나의 또 다른 꿈은 외국인이 한국에 와서 만성질환을 고치고 가는 것이다. 한국의 뛰어난 전통문화에, 발효과학을 덧입힌 전통의학을 결합시킨다면 세계 최고의 상품이 될 것으로 믿는다.

향후 이 시스템이 만성질환의 치유기간을 획기적으로 단축시킬 수 있는 유효한 방법으로 자리 잡게 될 것이다.

눈이 뜨이고 귀가 열리다

며칠 간 야근을 하고 집으로 돌아온 금명 씨는 누적된 피로로 인해 쓰러지듯 잠에 빠져들었다. 다음 날 아침 일어났을 때, 금명 씨는 눈앞이 침침하면서 사물이 잘 보이지 않는다는 느낌을 받았다. 며칠 쉬면 되겠지, 했지만 시간이 지날수록 앞이 점점 더 보이지 않았다. 병원을 찾았을 때, 의사는 각막에 이상이 생겼다는 말과 함께 이식수술을 권했다.

"아직 젊으니까 이식만 성공하면 쉽게 회복될 수 있을 겁니다."

그렇게 해서 금명 씨는 각막 이식수술을 받게 되었다. 그러나 눈이 회복되기는커녕 거부반응이 일어나 재수술에 들어가야 했다. 금명 씨는 모두 다섯 차례에 걸쳐 재수술을 받았고 그에 따른 통증에 시달려야 했다. 금명 씨는 안약과 인공눈물, 스테로이드, 소염제, 항생제에 의지해 하루하루 살아가고 있었다. 왼쪽 눈은 완전히 실명한 상태였고 오른 쪽만 간신히 보이는 정도였다. 다시 각막을 이식받아야 했지만 몸이 완전히 망가진 상태라 수술할 기력도 남아 있지 않았다.

독실한 기독교 신자로서 작정기도를 하던 중에 금명 씨는 복합발효 배양물과 인연이 닿았다. 정화식을 시작하자마자 염증반응이 사라지면서 모든 약을 끊게 되었고 44사이즈였던 몸매가 55사이즈를 찾을 만큼 몸 상태도 회복되었다.

왼쪽 눈은 이미 시력을 잃어버렸지만 다시 각막이식을 받을 필요는 없었다. 가망 없다고 했던 오른쪽 눈이 기적적으로 시력을 회복하면서 한 쪽 눈으로 생활이 가능하게 되었기 때문이다.

앞이 보이니 모든 근심이 사라져 잠도 잘 오고, 식사도 잘하게 되었다. 그 동안 병원에 갖다 바친 돈과, 자신이 겪어야 했던 고통을 생각하면 금명 씨는 억울한 생각뿐이다. 현재 금명 씨는 전주에서 건강한 몸으로 사회활동에 참여하고 있다.

광주에 강의를 갔을 때다. 강의가 끝난 후, 모 자동차 회사에 다녔다는 분이 건강상담을 요청해왔다. 그 사람은 뇌경색으로 인하여 반신불수 상태였는데 상담을 하는 중에 그분 옆에 앉아 있던 여자 분이 자꾸 이상한 표정을 지었다. 눈을 깜빡거리는 것도 아니고 감긴 눈꺼풀을 들어올리기 위해 애를 쓰고 있었다.

"아주머니 왜 그러세요?"

걱정이 되어 물어보았다. 알고 본즉 그분의 아내 되는 분으로서 2년 전부터 눈이 한번 감기면 뜨기 힘든 이상한 증세를 겪고 있었다. 남편이 사세히 설명해 주었다.

"눈이 한번 감기면 눈꺼풀을 들어 올리는 데 30초가 넘게 걸립니다. 처음에는 5초 만에 들어 올리더니 갈수록 15초, 20초 길어지면서 이제는 30초나 되어야 눈을 뜰 수 있습니다."

참으로 아픈 증상도 가지가지였다. 아내의 병을 고치기 위해 그분은 서울에서 부산까지 안 가본 병원이 없다고 한다. 틈날 때마다 차를 몰고 전국을 돌아다니며 별별 치료를 다 받았다. 그래도 병은 낫지 않았고 그 스트레스로 인해 남편까지 뇌경색이 오게 된 것이다. 나는 큰 숨을 들이쉬었다.

"그럴 게 아니라 두 분이 같이 하세요. 나란히 복합발효배양물을 드시면서 인체정화프로그램을 해보세요."

그렇게 부인은 남편을 따라 왔다가 함께 인체정화를 실시하게 되었다. 보름이 지나 그쪽 대리점 사장에게서 소식이 왔다.

"부회장님, 다 고쳤어요. 두 분이 다 나았어요. 남편도 걷게 되었고 아주머니는 열흘도 안 돼서 눈을 잘 뜰 수 있게 되었답니다."

이게 기적이 아니고 무엇이란 말인가.

복합발효배양물은 눈만 뜨게 하는 게 아니라 귀도 열게 한다.

40년 만에 청력을 찾게 된 주인공은 경주에 사시는 할머니다. 60대 후반의 이 할머니는 처음에는 비만으로 인한 고혈압을 치유하고 싶어 했다. 그런데 귀가 어두운지 아무리 크게 설명해도 자꾸 되물었다.

이야기를 들어보니 오래 전 시집을 와서 보약으로 개소주를 장복했다고 한다. 애를 낳아 키우는데 어느 날 갑자기 귀가 안 들리는 증세를 겪게 되었다. 처음에는 소리가 작게 들리더니 점점 안 들려 나중에는 엄청 크게 이야기해야 들을까말까 한 상태가 되었다. 당시 할머니는 손자 목소리 한 번 제대로 들어보지 못한 상태였다.

그런가보다 하고 혈압을 내리기 위한 인체정화프로그램에 들어갔다. 두 달 넘게 했을까, 그분을 소개해 준 분에게서 전화가 왔다.

"경사가 났어요. 그때 그 할머니 귀가 들린대요!"

"고혈압 때문에 오신 분 말이에요?"

"네, 혈압도 내려가고 귀도 들린대요."

사실 나는 청력은 생각도 못하고 있었다. 청력이야 기질적인 문제겠거니 여겼던 것이다. 이 일로 인해 나는 청력을 잃는 사람의 많은 경우가 인체의 오염으로 인한 것임을 알게 되었다. 주변을 둘러보면 잘 듣지 못하는 노인분들이 아주 많다. 단순히 노화현상이라고 생각할 게 아니라 인체정화를 해보면 어떨까.

인체정화를 한 후, 할머니는 40년 만에 새소리를 듣게 되었다. 새소리가 어찌나 아름답던지 눈물이 났다고 한다. 40년 동안 자신을 옭아맨 무성無聲의 세계에서 빠져나와 세상과 만나는 순간, 할머니 기분이 얼마나 좋았을까.

살 빼고 싶은 여자, 찌우고 싶은 여자

　동원 씨는 태생적으로 살이 찌는 체질로서 젊었을 적부터 복부비만이 있었다. 그로 인해 오랫동안 혈압약을 복용해 왔으며, 거기에다 오랫동안 앓아 온 갑상선기능저하증으로 인해 13년간 추가로 약을 먹고 있었다.
　당시 동원 씨는 중국에서 사업을 하면서 두세 달에 한 번씩 귀국하여 치료를 받았는데 한 주는 피 뽑고 다음 주에는 검사결과를 보러 가는 일을 반복했다. 그 경비며 번거로움은 말로 다 할 수 없었다고 한다.
　이렇게 고통을 받고 있던 차에 구로에 있는 모 대학병원에 검사결과를 보러 왔다가 지인의 소개로 인체정화프로그램에 관한 건강세미나에 참석하게 되었다. 세미나가 끝난 후 '아! 이렇게 간단한 것을 내가 몰랐구나.' 하는 생각이 들어 바로 복합발효배양물을 섭취하게 되었다.

한 달 정도 섭취하니, 허리 치수가 40에서 34로 줄어들었다. 6인치나 준 것이다. 이로 인해 옷을 전부 새로 사야 했지만 먹던 약을 끊은 것만으로도 그 이상의 보상을 받은 셈이 되었다. 40일이 지나 병원에 가서 검진한 결과, 혈압이 정상으로 돌아온 것은 물론 갑상선기능저하증 완치판정을 받았다.

동원 씨의 부인인 미라 씨의 경우, 아이를 낳고 17kg이나 체중이 증가한 상태였다. 44사이즈를 입을 정도로 날씬했던 몸이 77사이즈로도 모자랄 만큼 살이 쪘다. 신장 기능도 같이 나빠져, 물을 먹으면 바로 배출이 되지 않아 몸이 부었다.

그로 인해 물조차 마음대로 못 먹고 있었다. 또한 제왕절개 수술을 받으면서 전신마취를 했었는데 그 이후로 목에서 가래가 나오더니 세월이 흘러도 멈추지 않았다. 미라 씨는 남편의 몸이 회복되는 것을 보고 본인도 인체정화를 실시했고 원하는 만큼 살이 빠져 본래의 자기 사이즈를 찾게 되었으며 그녀를 괴롭히던 모든 증세에서도 해방되었다.

은정 씨는 본디 허약체질로서 지병인 심장병으로 인해 평범한 학창시절을 보낼 수 없었다. 체육시간에는 교실에 앉아 창밖으로 친구들이 뛰노는 모습만 지켜보았고 소풍도 한 번 못 갔다. 23세에 결혼을 하고 아기도 가졌지만 임신빈혈 때문에 고통스러운 임신기간을 보내야 했으며 출산 뒤에는 두통에 시달려야 했다.

병원에 다녀보았지만 치료가 어렵다며 그냥 살라는 말만 들었다. 그러다가 29세라는 어린 나이에 풍을 맞게 되었다. 다행히 빨리 손을 써서 반신불수는 면했지만 치료과정에서 구안와사가 오는 바람에 다시 병원치료를 받아야 했다.

병원 치료에 임하던 중 은정 씨는 다시 한 번 큰 시련을 맞게 된다. 협심증이 찾아온 것이다. 그로 인해 심장약을 복용해야 했는데 그도 모자라 37세에 다시 한 번 풍을 맞는다. 기적적으로 회생했지만 오랜 기간의 투약으로 인해 위장이 망가진 상태였다.

위가 아파 제대로 된 식사를 하지 못해 늘 빈혈에 시달렸으며 아랫배가 아파 찾아간 병원에서 자궁에 혹이 무려 12개나 달려있다는 진단을 받고 결국 철원으로 요양을 떠나기로 결정하였다.

몸이 만신창이가 된 상태에서 은정 씨는 자기 이름도 기억 못할 정도로 정신까지 황폐해져 있었다. 당시 은정 씨는 몸무게가 40kg도 안 될 정도로 말랐었다고 한다.

"바람 불면 날아갈 지도 모르니 돌멩이 매달고 다니세요."

은정 씨 사정도 모르고 농담하는 사람까지 있었다고 한다. 그런 말을 들을 때마다 본인은 억장이 무너져 내리는 기분이었을 것이다.

은정 씨가 복합발효배양물을 만난 것은 요양을 떠난 지 4년 만이었다. 발효차를 한 잔 만들어 마시는데 곧바로 두통이 사라지면서 빈혈이 나아졌다. 이게 무슨 일인가 싶어 인체정화를 계속하였다. 점점 위장병도 낫게 되어 은정 씨는 참으로 오랜만에 밥을 먹을 수 있게 되었다.

지금은 살이 많이 쪄 몸무게가 50kg을 넘는다고 한다. 은정 씨에게는 다른 원이 없다.

"눈앞에 있는 사람 알아보고 밥 먹고 걸어 다닌다는 게 감사할 뿐입니다."

"다른 욕심 안 부리고 앞으로 저처럼 건강이 안 좋으신 분을 위해 살고 싶어요."

밝게 웃는 은정 씨의 얼굴에 삶의 기쁨이 넘친다.

이처럼 인체정화는 비만 치료뿐 아니라 영양상태가 안 좋아 몸이 비정상적으로 마른 분을 살찌우기도 한다. 이런 드라마틱한 사연들을 이야기하자면 천 날 밤을 새도 끝이 나지 않을 것이다.

딸의 미래를 구한 아빠

현재 63세인 숙희 씨는 30대 초반, 자궁을 들어내는 수술을 받았다. 당시 수술을 집도한 의사 말에 의하면 자궁이 어찌나 딱딱하게 굳었는지 핀셋이 안 들어갈 정도였다고 했다. 병명은 자세하게 기억하지 못했는데 내가 보기에 양성종양 내지 자궁근종인 듯싶다.

자궁수술을 받은 지 몇 년이 지나지 않아 숙희 씨는 다시 쓸개를 떼어내는 수술을 받아야 했다. 쓸개 속에 결석이 가득 들어차 있었다고 한다. 젊은 나이에 한 번 개복을 한 것만도 큰 고통이었는데 다시 한 번 개복수술을 하려니 숙희 씨는 너무나 절망스러워 살고 싶지 않았다고 한다.

재앙은 여기서 그치지 않았다. 숙희 씨는 디스크로 인해 또 다시 수술을 받아야 했고 만성비염으로 인해 코 수술도 받았다. 나중에는 잦은 수술로 인해 얼굴에 안면마비가 왔으며 코 수술의 부작용인지

귀 밑에 계란만한 혹이 생겼다. 숙희 씨를 괴롭힌 것은 잦은 수술만이 아니었다.

만성질환을 고치려면 살을 빼야 한다고 해서 복부지방을 제거하는 시술을 받았고 어깨가 내려앉아서 뼈주사를 또 맞았다. 그 뒤로 셋째·넷째 손가락이 안 펴지는 증세가 나타났다. 횡단보도를 중간쯤 건너가면 다리가 굳어 더 이상 걸어갈 수가 없었으며, 금방이라도 넘어질 것 같은 느낌 때문에 함부로 머리를 숙일 수도 없었다.

한 여름에도 발이 시려 양말을 몇 개씩 신어야 했고 당연히 에어컨이나 선풍기 바람은 쐴 수 없었다. 병원에 다녀도 증세가 나아지지 않자 이번에는 한의원에 가서 금침을 맞기 시작했다.

허리에 80대, 머리에 50대를 맞았고, 그 밖에 전신 곳곳에 10대씩 침을 맞았다. 그러고도 몸은 회복되지 않았다. 그렇게 온갖 병에 시달려 몸이 만신창이가 되었을 때, 숙희 씨는 드디어 복합발효배양물을 만나게 된다.

그 후의 일은 여러분이 아시는 대로다. 복합발효배양물 섭취 열흘 만에 숙희 씨를 괴롭히던 증상이 하나, 둘씩 없어지기 시작하더니 한 달 프로그램을 마쳤을 때는 숙희 씨를 괴롭히던 모든 증상이 거의 다 사라졌다.

손가락이 펴지고 귀밑에 달려 있던 계란만한 혹도 없어졌다. 살도 많이 빠져 88사이즈를 입던 몸이 66사이즈로 줄어들었다. 만성피로도 사라졌으며 어깨통증도 다 나았고 혈액순환이 좋아져 얼마 전 피부나이를 측정하니 50대 피부라는 결과가 나왔다고 한다.

아무 데도 안 가고 누워만 있고 싶던 숙희 씨는 이제 활동적인 사업가로 변모했다. 병원에 다녀도 낫지 않던 몸이 어떻게 하루아침에 좋아질 수 있는지 믿기지 않을 뿐이라고 한다.

용인에 사는 동하 씨는 평소 술을 좋아했다. 술 때문인지 40대 초반이 되면서 이가 빠지기 시작했다. 몸이 나빠지고 있었지만 당장 불편하지 않았기에 병원 가는 것을 미루던 어느 날 동하 씨는 쓰러졌다. 뇌졸중이 온 것이다.

그 동안 혈압수치와 당뇨수치가 높은 것을 모르고 몸을 함부로 방치한 탓이었다. 뇌졸중으로 인해 7개월 간 병원에 입원하며 치료했지만 끝내 왼쪽 다리와 왼쪽 팔이 마비되는 것을 막지 못했다.

동하 씨는 퇴원 후 한방병원 한의사의 권유로 복합발효배양물을 먹게 되었다. 그러자 기적이 일어나기 시작했다. 반신마비가 풀리면서 혈압수치와 당뇨수치가 정상으로 돌아갔다.

24세에 허리를 다친 이후로 무거운 것을 잘 들지 못했는데 그것까지 나았다. 이제 웬만큼 무거운 물건도 번쩍번쩍 들어올린다.

그렇게 몸을 회복하고 건강한 삶을 영위하던 중 집안에 먹구름이 드리워졌다.

작년 여름 무렵, 중학교 2학년생인 딸이 학교에서 발가락을 다쳐 갖고 왔다. 대수롭지 않은 상처였기에 부모에게도 말 안했다고 한다. 그렇게 며칠이 지난 어느 날 갑자기 한밤중에 아이가 복통을 호소했다. 설사증세와 함께 온몸에 발진이 돋았다. 병원 응급실로 옮겨 혈액검사를 한 결과, '자반증Purpura'으로 판명이 났다. 의사가 심각한 얼굴로 이렇게 말했다.

"자반증을 치료하려면 일반 항생제로는 효과가 없으니 대학병원에 입원하여 암환자용 항생제인 인터페론을 맞아야 합니다. 그런데 그 부작용으로 성장에 문제가 생길 수도 있고 생리가 안 나오게 되어 여자로서 역할을 못할 수도 있습니다."

청천벽력 같은 이야기였다. 천금처럼 귀한 딸아이가 여자 역할을 못할 수 있다는 이야기도 충격적인데 그렇다고 완치할 수 있는 것도 아니라는 것이다. 그 주사는 단지 지금 의사가 취할 수 있는 최선의 방법이라고 했다.

동하 씨는 깊이 고민한 끝에 아내와 상의하여 아이를 집으로 데려왔다. 어차피 결과를 장담할 수 없다면 정화식을 시키는 것이 나을 것 같았다.

아이가 정화식을 시작한 지 삼 일만에 호전반응으로 복통과 발진을 호소해 왔다. 딸아이는 너무나 고통스러운 나머지 자기를 도로 병원에 데려가 달라고 울었다. 그때 동하 씨는 정말로 아이를 병원에 데려가고 싶은 심정이었다고 한다. 그렇지만 더 이상 갈팡질팡하고 있을 수만은 없는 일이었다.

"얘야, 내가 너를 병원에 데려가기 싫어서 안 가는 게 아니다. 아빠를 보아라! 아빠의 이 팔과 다리, 기억나지 않니? 제대로 들 수도 없고 걸을 수도 없어서 함께 놀아주지도 못하던 아빠가 이렇게 건강해졌잖니? 우리 집이 바뀌었잖아! 아빠가 널 지켜 줄 테니 잘 참고 먹어 보자구나."

동하 씨의 애틋한 마음이 아이에게 전달되어 인체정화프로그램을 한 달 동안 진행하게 되었다. 20일이 지나자 발갛게 올라왔던 발진이 가라앉기 시작했다.

한 달 후 다시 병원에 갔더니 자반증이 완치되었다는 진단이 나왔다. 의사는 자기가 얘기했던 병원에 갔었냐고 물었다. 동하 씨는 다른 치료는 안 하고 정화식만 했다고 대답했지만 의사는 자기 상식으로 이해하기 어렵다며 믿지 않았다.

아무리 마음이 강한 사람이라고 해도 자식에게 응급상황이 닥치면 당황하기 마련이다. 병원에서 딸을 데리고 나올 때 동하 씨 심정이 어땠을까.

평소 복합발효배양물을 믿는 사람이라고 해도 위급한 상황에 닥치면 지푸라기라도 잡는 심정으로 병원을 의지하게 되는 법이다. 그게 보통 우리들 마음이다.

하지만 동하 씨는 용기 있는 결단을 내렸다. 직접 체험하지 않았으면 할 수 없는 일이었다. 이 일로 동하 씨는 자칫 위험할 수도 있었던 아이의 미래를 구했다.

지금 딸은 건강한 몸으로 학교에 잘 다니고 있으며 스스로 효소에 대해 공부하는가 하면 부모를 세상에서 가장 믿고 따르는 아이가 되었다고 한다.

복합발효배양물, 한의학과 만나다

유럽인은 암으로 진단을 받아도 고통스러운 수술, 항암제 투여, 방사선 치료를 하는 대신 식품으로써 치유하는 전통의학을 더 많이 선택한다.

통계에 의하면 전통의학에 의존하는 아이슬란드, 프랑스, 독일의 평균수명과 기대수명이 현대의학에 의존하는 미국보다 높은 것은 물론 건강상태도 세계 최고수준이라고 한다.

미국의 영향권에 있는 캐나다, 일본, 우리나라의 경우, 현대의학에 의존하는 비중이 높아 '암=수술'이라는 공식이 일반화되어 있다. 전통적인 한방의학의 나라, 허준의 나라인 우리나라가 왜 이렇게 현대의학에 목을 매게 된 것일까.

촌각을 달리하는 응급상황의 경우, 현재 현대의학에 100% 의존하고 있기 때문에 '병원은 곧 생명을 살리는 곳'이라는 이미지가 강하다. 따라서 병원의 권위도 신적 권위에 도전할 만큼 높아졌다. 응급상황에 있어 오랜 시간을 두고 치유하는 전통의학보다는 현대의학의 역할이 큰 것이 사실이다.

하지만 이 경우에도 현대의학은 부작용 없는 안전한 치료에 도달하지 못하고 있다. CPR로 알려진 심폐소생술의 경우 마취, 수혈, 절개의 과정을 거치는 동안 패혈증, 뇌졸중의 위험을 떠안아야 한다. 얼마 전, 심장수술을 받고 타계한 신바람 건강 전도사 황○○ 박사의 사망원인도 '급성패혈증'이었다.

현대의학은 생명을 살리는 데 초점을 맞추기 때문에 살아있음 자체에 가장 큰 의미를 둔다. 어떤 방식으로 살아있는지, 합병증으로 인해 인공호흡기를 달고 사는지, 식물인간이 되어 숨만 쉬고 사는지 여부는 두 번째 문제다.

생명을 연장한다는 말과 인간답게 산다는 말은 결코 같은 의미가 아니다. 생명을 유지하는 것에 집착하게 되면 인간의 고통에 무심해지고, 인간이 마땅히 지녀야 할 품격은 사소한 것으로 치부되기도 한다.

자존심을 다쳤다는 이유만으로 자살을 선택하는 게 인간이다. 그만큼 인격은 고귀한 것이며 인간다움은 그 무엇을 주고도 바꿀 수 없는 가치를 지닌다.

당뇨, 고혈압, 암은 삶의 질을 떨어뜨리는 주범이다. 병원에서 처방해주는 약은 환자의 생명을 연장시킬 수는 있지만 삶의 기쁨까지 주지는 않는다.

현대의학은 인체의 항상성과 재생능력을 믿지 않기 때문에 암에 대하여 암세포를 죽이는 약을 처방한다. 항암제의 경우 암세포를 죽이기 위해 99가지 부작용을 무릅쓴다고 보면 된다.

항암제를 복용하면 구토가 나고, 머리카락이 빠지고, 뼈가 삭는다. 이게 암보다 더 고통스럽다. 만성질환에 있어 모든 증상에 대한 완화책은 작은 만족밖에 주지 못하며 때에 따라 더 큰 불행을 불러들인다. 오직 완치만이 진정한 의미를 가질 수 있다. 그렇다면 만성질환이 완전히 낫는 일은 가능한 것인가.

전통의학의 경우에는 응급상황에 이르기 전, 몸을 치유하는 데 중점을 두기 때문에 '병원 25시' 같은 극적인 드라마는 만들어내기 어렵다.

식품을 통한 평상시 신체관리를 중요시하며 병이 났을 때도 한약, 침술 등 시간을 잡아먹는 번거로운 방법을 동원하여 치유에 임하게 된다. 때문에 많은 사람들이 알약 몇 알로 가볍게 증세를 호전시킬 수 있는 양약 쪽으로 몰리는 것이다.

한약이 가진 태생적인 한계도 이야기하지 않을 수 없다. 과거에는 채취를 통하여 약을 제조했기 때문에 자연이 베푸는 신비한 치료효과를 기대할 수 있었다. 하지만 재배에 의해 약초를 생산할 수밖에 없는 지금의 현실에서 과거와 같은 약효를 기대하는 것은 무리다. 산삼과 장뇌삼, 인삼의 약효가 각각의 차이를 보이는 것도 이와 같은 이치 때문이다.

또한 과거에는 인체에 유입되는 공해물질이 적었기 때문에 치유방법에 있어 해독에 관한 처방이 한정되어 있었다. 요즘처럼 독을 먹고 마시는 것이 일반화될 줄은 누구도 예상하지 못했다.

전통한의학에 복합발효배양물을 덧입히게 되면 이런 문제점이 상당부분 해결된다. 인체의 놀라운 자기치유력은 위장, 소장, 대장으로 이어지는 소화계에 삼 일 이상의 휴식을 줌으로써 가동된다.

하지만 현대인의 몸은 비정상적인 상태 즉 만성효소부족 상태에 놓여 있기 때문에 물단식만으로는 이러한 효과를 거두기 어렵다. 단식과 함께 발효과학을 덧입힌 복합발효배양물을 응용하게 되면 완치율이 획기적으로 올라가게 된다.

나는 한약, 양약만으로 낫지 않던 만성질환이 인체정화프로그램에 의해 10만 건이 넘게 치유되는 것을 경험하면서 복합발효배양물에 군건한 믿음을 갖게 되었다. 하지만 현행제도 아래 건강식품이 받고 있는 각종 법률적 제제에 걸려 광고 한 번 제대로 하지 못했다.

확실한 효능인 암 치유, 당뇨 치유, 혈압 정상화에 대한 이야기는 배제한 채 두루뭉술하게 그냥 '건강에 좋다.'고 설명하는 것으로 그쳐야 했다. 복합발효배양물이 일으킨 기적은 입과 입을 통해 전해지는 것으로 만족할 수밖에 없었다. 그러던 어느 날 한의사를 대상으로 두 시간에 걸쳐 인체정화에 관하여 강의할 기회를 얻게 되었다.

공부 많이 하고, 똑똑한 그분들이 과연 내 이야기에 관심을 기울여 줄까 반신반의했지만 결과는 대성공이었다. 뜻이 있는 곳에 길이 있다고, 많은 한의사들이 내 이야기에 공감, 환자를 치유함에 있어 인체정화프로그램을 도입하게 되었다.

한의사 한 분은 한의사라는 직함이 무색하게 십 년 넘게 만성변비로 고통을 받고 있었다. 장에 좋다는 약은 다 만들어 먹었지만 해결이 되지 않아 한의사로서 한계를 깨달았다고 한다.

그날 그분은 내 강의를 듣고 '바로, 이거다!' 하는 느낌을 받았다. 자신이 먼저 복합발효배양물을 섭취하였고, 자루 모양의 쾌변을 보게 되면서 병원치료에 적극적으로 활용하게 되었다.

이처럼 인체정화프로그램이 만성질환에 있어 획기적인 치유법으로 각광받고 있지만 사실 해독요법은 가장 상식적인 치료법이다. 자연에 존재하는 모든 짐승이 이미 이런 방법을 통해 스스로를 치유해 왔다. 집에서 기르는 개와 고양이조차 몸이 아프면 굶지 않는가.

약식동원이라는 말이 있듯 우리가 먹는 것이 곧 약이다. 식품은 부작용 없이 고혈압, 당뇨, 암을 치유할 수 있는 확실한 방법이다.

현재, 많은 한의사들이 복합발효배양물의 놀라운 효능에 찬사를 보내고 있으며 학회를 구성하여 연구개발 및 의료 활동에 적극 반영

하고 있다.

나의 가장 큰 바람은 이것이다. 케이팝이 세계를 정복했듯 조만간 우리 전통한의학에 인체정화프로그램을 접목하여 새로운 한류 붐을 조성, 세계인을 치유하는 날이 오도록 하는 것이다.

소중한 인연 혜은이 씨

가수 혜은이 씨는 1970년대 이후 우리나라를 대표하는 최고의 가수로서 젊은 시절 나의 우상이었다. 아무리 요즘 아이돌 가수가 대세라도 당시 혜은이 씨의 인기는 따라갈 수가 없을 것이다. 요새 나오는 가수들은 개성이 각기 다른 데다 인원이 많아 팬층이 분열되어 있지만 당시 혜은이 씨는 모두에게 사랑받는 유일무이한 스타였다.

맑은 음색과 앳된 미소는 어린이, 청소년, 중년, 노인 할 것 없이 모든 대중의 마음을 사로잡았다. 혜은이 씨는 전 국민의 취향을 아우르는 위대한 가수였다.

인기 가도를 달리던 혜은이 씨가 결혼과 함께 활동을 접었을 때의 서운함이란 이루 말할 수 없다. 대한민국 국민이라면 누구나 혜은이 씨의 활동재개를 기다렸을 것이다. 그러던 어느 날, 드디어 그가 TV에 출연했다. 약 8년 전으로 기억한다. 틀림없는 혜은이 씨였지만 그 사이 모습이 많이 달라져 있었다. 체중이 불었고 안색이 좋지 않았다. 나중에 얘기를 들으니 그때 이미 당뇨 전 증세가 시작되었고, 혈압이 높았으며, 불면증으로 고통받고 있었다고 한다.

모르면 모르되, 알고도 모른 척할 수가 없었다. 팬으로서 좋아하는 사람이 고통받고 있고, 내게 방법이 있는데 어떻게 알리지 않을 수 있는가. 혜은이 씨의 예전 모습을 찾아주어야겠다는 생각이 들었다. 지인에게 연락해 만나게 해달라고 했다. 그렇게 해서 시내의 한 호텔 커피숍에서 혜은이 씨를 만나게 되었다. 건강을 위해 정화식을 권했지만 그는 쉽게 마음의 문을 열지 못했다.

"제가 지금 외국에 나가야 하는데 다녀와서 이야기하죠."

그리고 두어 달이 지나 지인을 통하여 완곡한 거절의 의사를 전해왔다.

혜은이 씨와의 첫 만남은 아무런 성과 없이 끝났지만 효소사업을 시작한 후로 나는 주변에 아픈 사람이 있으면 그냥 넘어가지 못했다. 심지어 한창 남북정상회담이 진행될 때, TV에 나온 김정일의 모습까지 안 돼 보였다. 당시 김정일은 인민복 상의 단추가 잘 안 잠길 정도로 배가 나와 있었다. 얼마 안 남았다는 생각이 들었다.

"저러다가 쓰러지면 한창 남북 간 화해 모드가 진행되는데 모든 게 무산되는 게 아닌가."

결국 김정일은 몇 번의 고비 끝에 세상을 떴고 남북 간 관계는 다시 긴장 모드로 들어갔다.

스티브 잡스가 췌장암에 걸렸다는 소식을 들었을 때는 미국으로 전화를 해야 하나, 말아야 하나 괜히 안절부절못했다.

"그대로 두면 큰일 나는데, 암은 현대의학으로 한계가 있는데, 복합발효배양물을 먹어야 하는데……."

보는 사람마다 걱정이 되고 마음이 안 좋고 그랬다. 그렇게 온갖 사람들의 건강을 염려하는 동안에도 마음속에는 혜은이 씨가 떠나지 않았다.

혜은이 씨를 TV에서 다시 만나게 된 것은 그로부터 6년여의 세월이 흐른 어느 날이었다. '콘서트7080'이라는 프로그램이었는데 못 본 사이 상태가 악화되어 있었다. 그때보다 훨씬 더 나빠 보였다. 가창력도 전과 같지 않았다.

목소리 힘이 떨어진 것으로 봐서 중증인 것이 분명했다. 낯빛을 보니 심장에도 문제가 있었다. 아픈 사람을 많이 만나다 보면 통계가 잡힌다고 할까. 어떤 안색에는 어느 질환, 하는 식으로 그 사람의 건강 상태가 한눈에 들어온다.

이튿날 바로 평소 알고 지내는 PD에게 연락을 했다.

"이 본부장님이 혜은이 님에게 인체정화프로그램에 대해 좀 알려주실 수 있겠습니까?"

이 본부장은 모 방송국 PD로서 복합발효배양물을 통해 건강을 회복한 분이다. 전에 내가 직접 나섰다가 실패한 만큼 혜은이 씨가 신뢰할만한 분의 설명이 필요했다. 그런 뒤 우리와 함께 공동으로 효소를 연구개발 중에 있는 한의사 선생님께 부탁을 드렸다.

"이렇게 해서든 혜은이 님의 건강을 회복시켜 드리고 싶습니다."

안양중화한방병원 원장으로 계신 안대종 박사께서 쾌히 동의해 주셨다. 하여 다음 날, 이 본부장의 권고를 받은 혜은이 씨가 병원을 찾아가게 되었고 종합검진을 실시하였다.

검사 결과 한마디로 최악의 상태라는 것이 밝혀졌다. 원장님이 고개를 절레절레 흔들었다.

"어떻게 이런 몸으로 버틸 수 있었는지 이해가 안 됩니다."

오랜 세월 혜은이 씨와 함께 한 양해영 매니저는 눈물을 펑펑 쏟았다.

"이렇게 망가졌을 줄 몰랐습니다. 제 잘못입니다."

원장님이 입원을 권했다.

"지금 상태가 매우 위중합니다. 당장 입원하셔야 합니다."

당시 혜은이 씨는 당뇨, 고혈압, 불면 등의 증세로 인해 일곱 가지나 되는 약을 먹고 있었지만 뮤지컬에 출연 중이었기에 쉽게 승낙하지 않았다.

"걱정해주시는 것은 고맙지만 이번 작품 끝나면 하겠습니다."

"그럼 쓰러지신 다음에 입원하실 겁니까?"

원장님이 엄포를 놓자 혜은이 씨도 그제서야 입원을 결정하게 되었다.

그날부터 우리 회사와 안양중화한방병원은 혜은이 씨를 치유시키기 위한 체제에 돌입하게 되었다. 병원 측에서는 전담주치의를 배정했고, 우리 회사에서는 직원을 보내 입원실에 온열스파를 설치했다. 체온을 높여주면 효소의 활성도가 올라가기 때문이다.

그렇게 혜은이 씨는 당뇨약, 고혈압약, 고지혈증약, 수면제 등 그동안 먹어오던 모든 약을 끊고 정화식에 들어갔다. 복합발효배양물 외에는 어떤 음식도 먹지 않았다. 혜은이 씨는 처음에 당뇨약과 혈압약 끊는 것에 굉장한 두려움을 가졌지만 이틀 만에 혈압과 당뇨가 정상범위 안으로 들어오는 것을 보고 안심하게 되었다.

사흘이 지난 후에는 가수 생활을 하는 내내 그녀를 괴롭히던 불면증에서도 벗어나기 시작했다. 몸무게도 서서히 줄기 시작해 보름 만에 총 10kg 가까이 감량할 수 있었다.

결과가 좋게 나오면서 보름간 하기로 약속했던 것을 본인 스스로 40일로 연장하겠다고 했다. 혜은이 씨는 치유기간 동안 나의 존재에 대해 들었지만 누군지 기억하지 못했다고 한다.

김세현이라는 이름은 물론 이렇게까지 자신을 위해 모든 것을 준비해줄 만한 사람을 떠올릴 수 없었다. 드디어 인체정화프로그램을 마치던 날, 혜은이 씨가 회사를 방문했다. 나는 웃으며 그를 맞았다.

"저를 알아보시겠습니까?"

하지만 혜은이 씨는 여전히 나를 기억하지 못했다. 6년 전에 잠깐 봤으니 그럴 만도 했다.

"그때 김세현 부회장님의 말씀을 들었더라면 그 고생도 안 했을 텐데……."

하지만 뒤늦게나마 단식과 복합발효배양물을 통해 건강한 몸을 되찾았으니 그나마 다행이라고 할 수 있었다.

가창력도 돌아와 전처럼 소리가 맑게 나왔고 고음도 부드럽게 올라갔다. 심신의 고통에 시달리던 과거의 모습은 이제 없었다. 혜은이 씨가 건강을 찾자 남편 김동현 씨가 가장 좋아했지만 누구보다 좋아한 사람은 본인이었다.

집 청소하듯 몸속을 청소하라

이슬람의 성자 마호메트는 '1주를 단식하면 피가 맑아지고, 2주를 단식하면 뼈가 맑아지고, 3주를 단식하면 마음이 맑아진다.'고 했다. 이 말에는 단식의 중요성이 담겨 있는 동시에 인간이란 피와 뼈와 마음이 하나의 유기체로 연결된 존재라는 뜻이 포함되어 있다.

골다공증은 뼈만의 문제가 아니라 스트레스(마음)로 인한 혈액(피)의 산성화와 밀접한 연관을 맺고 있다. 피가 오염되면 일명 '디스크'라고 불리는 척추질환에 쉽게 노출되는데 뼈가 약한 환자의 경우 공통적으로 우울증을 앓는 것을 볼 수 있다. 나이가 들어 신체의 골조가 약해져도 눈물이 자주 난다. 몸의 심지가 곧 마음의 심지라는 증거다.

예수는 인류구원을 위한 공생애에 들어가기에 앞서 40일간 단식을 했다. 새롭게 태어난 몸과 마음 앞에서 사탄의 유혹도 맥을 추지 못했다. 단식을 하면 몸이 맑아지기 때문에 신체가 건강해지는 것은 물론 마음이 맑아져 판단력이 분명해진다.

우리 인체는 추위와 더위, 외부의 공격에 대하여 취약한 반면 스스로를 치유할 수 있는 강함도 가졌다. 인간뿐만 아니라 자연에 존재하는 모든 것들이 스스로를 치유하며 산다.

나무에 생채기가 나면 새로운 외피가 생겨나 상처 부위를 덮는다. 뼈가 부러지면 뼈를 붙게 하는 물질이 뼈에서 스며 나와 스스로를 감싼다. 한번 부러진 뼈는 부러지지 않은 부위보다 훨씬 두껍고 단단한 것을 알 수 있다. 아픈 동안 짐승은 아무 것도 먹지 않음으로써 신체의 자생력을 높인다.

자연의 생태계는 먹이사슬로 촘촘히 연결되어 있기 때문에 먹잇감을 구하지 못하는 개체는 생명을 유지할 수 없다. 짐승은 늘 생존의 위협에 시달리고, 때로는 굶주리기도 하지만 변비, 고혈압, 당뇨로 사망하는 일은 없다. 동물이 만성질환에 걸렸다는 기사를 본 적이 있는가.

인간은 삶을 안정되고 편안하게 꾸려나가기 위해 각종 문명을 발달시켜 왔다. 하지만 브레이크 없는 발전은 여러 가지 부작용을 낳았다. 대량생산이라는 명목 하에 산업시설은 불량 음식을 제조하고, 환경오염을 유발하여 각종 독소를 인체에 주입시켰다.

또한 유전공학이라는 이름 아래, 과학은 인간의 신체를 기계 다루듯 하고 있으며, 자연을 마음대로 조종하는 등 신적 권위에 도전하고 있다. 우리가 아픈 것은 인간의 끝없는 욕망으로 인해 자연의 질서에서 멀어졌기 때문이다.

목욕탕에 가면 세신사(효소)가 우리 몸의 때를 벗겨준다. 세신사는 맨손이 아니라 때밀이 타월, 비누 등의 도구(알파·베타·세타물질)를 통해 때를 벗기게 된다. 우리는 편안한 상태에서 그에게 몸을 맡기되 세신사가 때를 미는 데만 집중하도록 다른 일은 시키지 않는다(단식).

마찬가지로 우리 몸속에 때가 쌓이면 효소(기술자)가 달려와 때를 제거하게 된다. 이때 우리는 더 많은 일꾼(복합발효배양물)을 보충해줌으로써 효소의 작업을 도와야 하며, 효소가 청소에 집중할 수 있도록 준비(단식)를 해두어야 한다.

이는 집을 대청소하는 원리와도 비슷하다. 집이 약간만 더러울 경우, 오가며 하나씩 물건을 치워도 되지만 벽에 기름때가 가득하고, 카펫이 찢어져 있고, 가구가 부서져 있으면 기술자를 불러 집을 치워야 한다. 기술자(효소)가 오면, 주인은 방해가 되지 않도록 집을 비워주어야 하며(단식), 원활히 일을 진행하도록 일꾼(복합발효배양물)을 보충해주어야 한다. 이에 더해 주인은 기술자에게 전적인 믿음(마음)을 가져야 한다.

믿음이란 의식의 전환을 말한다. 만성질환에 대해서만큼은 병원에 가야 낫는다는 고정관념을 버리고 우리 몸이 의사라는 사실을 믿어야 한다. 약으로 고치는 병이 있고 몸이 스스로 낫는 병이 있다. 스스로 나을 수 있는 병에 대하여 약을 투여하면 몸의 자생력은 점점 위축될 수밖에 없다.

유사 이래 천동설은 인류의 굳건한 상식이었다. 하늘이 도는 것이 눈에 보이기 때문이다. 하지만 보이는 것이 전부가 아니다. 눈으로 볼 수는 없지만 지금 이 시간에도 지구상의 많은 미생물들이 활발히 자기 일을 하고 있다.

미생물이 없다면 지구는 쓰레기 더미가 될 것이다. 우리 몸속에서도 이와 비슷한 일이 매일 일어나고 있다. 소화하고, 분해하고, 흡수하고, 배출하는 인체 시스템은 인류가 만든 그 어떤 기계보다 정확하고 치밀하다. 이 사실을 믿어야 한다.

어느덧 천동설의 시대가 가고 이제 지동설을 의심하는 사람은 아무도 없다. 인류의 지식 지도를 바꾼 것은 고정관념이 아닌 새로운 패러다임이라는 사실을 기억하자.

의료비 예산, 획기적으로 줄일 수 있다

박 후보 : 문 후보께서는 입원과 외래 전체 진료비의 90% 보장을 약속하셨다. 이를 위해서는 연간 14조~20조 원의 보험료를 조달해야 한다. 지금의 건강보험료를 두 배 정도 올려야 한다는 이야긴데 서민들에게 보험료 폭탄이 될 수 있다.

문 후보 : 해마다 500만 원 이상 의료비를 자가부담하는 사람이 350만 명, 1,000만 원 이상은 100만 명이다. 박 후보님이 말씀하신 4대 중증 환자가 그 가운데 15%다. 나머지 85%는 의료비 경감에서 제외하도록 하면 된다.

박 후보 : 그래서 4대 중증부터 시작하겠다. 재정 형편 봐가면서 보장성을 확대해 나가겠다.

이상은 지난 2012년 12월 10일 새누리당 박근혜, 민주통합당 문재인, 통합진보당 이정희 대선후보가 중앙선관위 주최로 KBS 스튜디오에서 열린 제2차 대선후보 초청 TV토론회에서 '복지 실현방안과 재원 마련'에 관하여 공방을 벌인 부분을 따온 것이다.

민생에 있어 가장 중요한 의료 부분에 대하여 가장 먼저 논의가 시작되었는데 언뜻 드러나는 이야기만으로도 현재 우리나라 건강복지 문제가 심각한 것을 알 수 있다. 다음은 2012년 9월 26일자 조선일보 경제섹션에 실린 기사내용이다.

올해보다 11% 늘어… 성장에 쓸 재정여력 약화

내년 정부의 복지 지출이 사실상 100조 원을 돌파한다. 사상 처음이다. 정부는 내년 예산을 올해보다 5.3% 늘어난 342조 5,000억 원으로 정해 25일 발표했다. 이 중 복지 지출은 올해보다 4.8% 늘어난 97조 1,000억 원으로 돼있지만, 정부가 이자 차액을 보전해 주는 방식의 재정융자사업(5조 5,000억 원)을 합치면 광의(廣義)의 복지 지출이 102조 6,000억 원에 이른다. 10.8%의 복지 지출 증가율은 전체 예산 증가율(5.3%)의 2배가 넘는다. 전체 예산에서 복지 지출이 차지하는 비중도 올해보다 1.2%포인트 높은 29.4%에 달하게 됐다.

우리나라의 예산 중 복지 지출 비중은 아직은 미국(44.3%), 영국(45.8%), 프랑스(54.3%), 독일(57.8%) 등 OECD(경제협

력개발기구) 선진국들보다 낮다. 하지만 세계에서 가장 빠른 고령화 속도를 감안하면 현재의 복지제도를 유지하더라도 2030년이면 전체 예산의 절반이 복지 지출로 나가게 된다. 기획재정부 관계자는 '고령화로 복지 지출이 매년 자동적으로 7~8% 늘어나는 구조'라고 말했다. 그만큼 경제성장을 위해 재정을 투입할 수 있는 여력이 급속히 악화되는 것이다.

기사에서 보듯 경제성장의 발목을 잡을 만큼 복지예산의 지출이 과하게 이루어지고 있으며 그중 의료비가 차지하는 부분이 대단히 크다. 대선 토론에 나온 후보들은 4대 중증질환(심장병, 희귀난치성 질환, 암, 중풍)에 대한 통계만 언급했지만 중증질환이 되기 전 단계와 만성질환자까지 합치면 대사질환으로 인한 국가의 의료비 지출은 어마어마한 실정이다.

더 큰 문제는 만성질환자 가족의 생활의 질이다. 집에 환자가 한 명만 있어도 의료비 지출로 인해 가세가 기우는데, 환자 간호에 가족 전체가 매달리게 되고, 당사자가 일을 하지 못하는 데 따르는 기회비용까지 합하면 가정의 행복은 저만치 물러가버린다.

여기 획기적으로 의료비 낭비를 막을 수 있는 방안이 있다. 국가가 복합발효배양물을 통한 인체정화프로그램을 제도적으로 끌어안는 것이다. 인체정화를 통해 만성질환의 발생을 미리 막는다면 의료비 지출로 인한 귀한 혈세의 낭비를 막을 수 있을 것이며 국민의 행복지수도 올라갈 것이다.

이보다 획기적으로 국민건강을 책임져 줄 방법은 없다. 더 이상 복합발효배양물을 건강식품이라는 굴레에 묶어두지 말기를 바란다. 건강은 한 번 잃으면 '집 나간 소'처럼 되찾아오기 어렵다. 행정부처 각료 및 국회의원들이 현명하게 판단하여 소 잃고 외양간을 고치는 일이 없기를 간곡히 부탁드린다.

TIP 건강 십계명

1. 바른 호흡을 하자
- 인체는 호흡을 통해 신선한 산소를 받아들이고 이산화탄소를 배출하므로 4분 이상 호흡을 멈추게 되면 생명이 위험해진다.
- 호흡은 가능한 길게, 배로 해야 한다.
- 가슴, 어깨를 움직인다거나 짧은 호흡, 역호흡은 건강수명을 줄인다.
- 가급적 신선한 공기를 마시도록 한다.

2. 물을 제대로 마시자
- 물은 4일 이상 마시지 않으면 생명이 위험해질 만큼 생명유지에 중요한 역할을 담당한다.
- 물은 청소제다. 많이 마시면 노폐물이 배설되어 혈액이 맑아진다.
- 물을 마실 때는 자주, 식사와 식사 사이에 홀짝홀짝 마시되 하루 1.8리터 가량을 섭취한다.(체중 60kg 기준; 체중×30cc)
- 식사 30분 전부터 2시간 후까지는 물을 삼가야 음식을 제대로 소화시킬 수 있다.

3. 햇빛을 쬐자
- 햇빛은 에너지와 생명의 근원으로 하루 30분가량 쬔다.(봄, 가을 기준)
- 햇빛은 콜레스테롤을 비타민D로 변화시켜 칼슘의 흡수를 도와주므로 뼈와 치아 등이 튼튼해진다.
- 햇빛은 임파구와 식세포를 증가시켜 감염에 대한 인체저항력을 증가시킨다.
- 피부가 햇빛에 노출되면 성호르몬이 증가하는 것은 물론 세로토닌 호르몬이 활성화되어 스트레스 해소에 도움이 된다.
- 햇빛은 피부를 튼튼히 해주고 각종 감염에 대한 저항력을 준다.

4. 음식을 바로 먹자
- 식사는 5~6시간 간격으로 규칙적으로 해야 한다.
- 간식, 야식, 과식을 삼가야 한다.
- 야식을 한 경우에는 아침을 걸러서 소화계에 휴식을 주어야 한다.
- 현미, 통밀가루 등 통째로 된 음식 위주로 섭취해야 한다.
- 해조류, 녹색채소, 콩류를 자주 먹자.
- 반찬은 5~6가지를 끼니 때마다 바꾸어 가며 먹되 천천히 오래 씹자.
- 과일은 식전 20분에 가급적 껍질째 먹는 것이 좋다.

5. 꾸준한 운동을 하자
- 몸을 움직이게 되면 혈액이 잘 돌아 세포에 영양공급이 원활해지며 노폐물 배설에 유리하다. 그 외에도 심폐기능과 내장기능이 좋아지고, 근육이 강화되며, 호르몬 분비가 원활해진다.
- 하루 3~4km 정도 걷기를 생활화하면 소화가 촉진되며, 내장지방이 줄어들고, 하체가 단련된다.
- 몸을 움직여야 심신이 건강해진다. 체조, 빨리 걷기, 줄넘기, 자전거 타기 등의 운동을 하루 1~2시간가량, 주 3~4회 이상 꾸준히 하자.

6. 충분한 휴식을 취하자
- 인체는 잠자는 시간에 피로가 회복되고 병세가 완화되며, 신체기능이 재생된다.

- 자정 전에 한 시간 자는 것이 그 이후에 두 시간 자는 것보다 건강에 유익하다. 적어도 밤 10시에서 새벽 6시까지는 잠을 자야 피로가 풀리며 병세가 완화된다.
- 일주일에 하루는 충분히 휴식을 취하여 심신이 재충전되도록 한다.

7. 절제의 미덕을 기르자
- 술, 담배, 커피 등 기호식품을 자제해야 한다.
- 몸이 아픈 환자의 경우에도 약을 과다복용하기보다 인체의 자연 치유 기능에 몸을 맡긴다.

8. 감사하는 마음, 낙천적인 마음을 갖자
- 스트레스는 혈액을 산성화하여 면역기능을 떨어뜨리며 각종 대사질환의 원인이 된다.
- 평소 감사하는 마음, 낙천적인 마음으로 살아야 신진대사기능이 원활해져서 건강한 삶을 영위할 수 있다.
- 위를 쳐다보기보다 아래를 보아야 삶의 의욕을 가질 수 있다.
- 남과 비교하는 등 지나친 경쟁에 함몰되지 말아야 한다.
- 주변을 사랑하는 마음으로 건강에 좋은 호르몬을 활성화시키자.

9. 몸을 따뜻하게 하자
- 체온을 37도 이상으로 유지해야 한다.
- 체온이 높으면 체내효소가 활성화되어 면역력 증강에 도움이 된다.
- 몸을 따뜻하게 하기 위해 평상시 운동으로 근육을 강화해야 한다.
- 수시로 족욕, 온열스파, 찜질 등을 통해 체온 유지에 신경 쓰자.

10. 정기적으로 인체정화를 하자
- 자동차나 집을 오래 쓰기 위해서는 정기적인 수리와 청소를 해야 하듯 우리 인체도 1년에 1회 이상 대대적인 정화를 해주어야 한다.
- 인체정화는 비우기와 채우기의 균형을 통해 건강을 회복·유지하는 가장 확실한 방법이다.
- 수리와 청소에 기술자가 필요하듯 인체정화 시 만능기술자에 해당하는 원형엔자임(복합발효배양물)을 보충하는 일이 필요하다.

EPILOGUE
현대의학이 두 손 든 질환, 내 몸이 스스로 고친다

　현대인의 입맛은 가공식품, 정제식품, 합성화학 첨가물에 길들여져 있다. 이런 식품은 눈과 입, 코를 즐겁게 하지만 소화되기 어렵다는 특징을 가지고 있어 몸속의 독소로 쌓이게 된다. 또한 우리가 먹는 음식의 대부분이 위생과 영양을 강조한 열처리 음식으로서 인체는 만성 효소부족증에 시달리고 있다.

　'엄지쇼핑(엄지로 스마트폰의 버튼을 눌러 쇼핑하는 것)'이라고 해서 이제는 상가까지 걸어가는 일조차 불필요하게 되었다. 그만큼 시간의 소비는 줄어들었지만 우리는 운동부족과 전자파라는 또 다른 숙제를 떠안게 되었다.

　또한 통신비의 증가로 생필품을 구입하는 돈 외에 부수적인 경제적 부담을 안게 되었다. 우리는 더 열심히, 더 많이 일하지 않으면 안 된다. 신자유주의가 맹위를 떨치는 가운데 이런 경쟁구도는 더욱 심화되고 있다. 기업은 이윤추구를 위해 양심을 팔고 있으며, 소비자는 보다 빠르고 편리한 생활을 위해 세상의 부조리에 동참하고 있다. 그만큼 우리의 육체적, 정신적 스트레스도 늘고 있으며 그에 발맞추어 비만, 고혈압, 당뇨, 암 환자도 무제한적으로 양산되고 있다.

　산에 사는 멧돼지는 주사 한 대 맞지 않고도 펄펄 뛰어다니지만, 집돼지는 정기적으로 항생제를 투여해도 병에 걸린다. 산새에게는 비만증이 없지만 양계장 철창 안에서 자라는 닭은 몸 전체에 지방이 올라 있다. 당뇨인구 1천만 시대, 복지예산은 점점 느는데 의료환경은 조금도 나아지고 있지 않다. 너무나 많은 사람이 각종 질환으로 고통받고 있다. 우리는 지금 자연을 버린 대가를 톡톡히 치르는 중이다.

가치가 큰 것은 공짜라는 사실을 기억해야 한다. 맑은 공기와 좋은 물을 마시고, 햇빛을 쐬는 일은 보약 백 첩을 먹는 것보다 중요하다.

그에 앞서 가장 중요한 것은 우리의 의식을 전환하는 일이다. 우리 몸은 신의 정교한 창조물로서 대부분의 질환에 대하여 스스로 낫게끔 만들어졌다. 몸의 자연치유력을 높이기 위해 우리가 해야 할 일이 바로 인체정화다.

인체정화프로그램를 통해 머리끝부터 발끝까지 새로운 세포로 갈아준다면 이 지겹고도 긴 질환의 고리를 끊을 수 있을 것이다. 인공이 만들어낸 부자연스러운 고리를 벗어버리고 자연의 순리에 적응한다면 백세까지 건강한 삶을 누리는 일은 어렵지 않다.

마지막으로 왜 자연으로 돌아가야만 하는지 스티븐 호킹 박사의 말을 통해 진지하게 생각해보자.

우주는 자연법칙들이 극도로 정밀하게 조정되어 있어서 생명을 탄생시키기에 최고로 적합하게 설계되었다고 여겨진다. 이러한 자연법칙의 상수들이 조금이라도 커지거나 작아진다면 생명체가 살 수 없을 것이다.

이 세상은 거대한 우주로부터 작은 미생물에 이르기까지 모든 것이 질서정연한 가운데 생명체가 살기에 가장 적합하도록 극도로 정밀하게 설계되었다.

5%는 의사가 고치고
95%는 내 몸이 고친다

개정 초판 · 2013년 6월 18일
개정 초판 9쇄 · 2016년 10월 17일
개정 초판 10쇄 · 2017년 6월 27일
개정 초판 11쇄 · 2017년 9월 11일
개정 초판 12쇄 · 2017년 11월 15일
개정 초판 13쇄 · 2018년 2월 14일
개정 초판 14쇄 · 2018년 4월 19일
개정 초판 15쇄 · 2018년 7월 16일
개정 초판 16쇄 · 2018년 11월 14일
개정 초판 17쇄 · 2019년 2월 15일
개정 초판 18쇄 · 2019년 4월 12일
개정 초판 19쇄 · 2019년 6월 18일
개정 초판 20쇄 · 2019년 12월 10일
개정 초판 21쇄 · 2020년 4월 2일
개정 초판 22쇄 · 2021년 3월 18일
개정 초판 23쇄 · 2022년 2월 8일
개정 초판 24쇄 · 2022년 9월 28일
개정 초판 25쇄 · 2023년 6월 19일
개정 초판 26쇄 · 2024년 5월 31일

전화 02-855-8082
이메일 youngilksh@naver.com

지은이 김세현
펴낸이 장길수

펴낸곳 지식과감성#
출판등록 제2012-000081호

교정·디자인 지식과감성#
마케팅 김윤길, 정은혜

주소 서울특별시 금천구 가산동 50-3 대륭포스트타워 6차 1212호
전화 070-4651-3730~3
팩스 070-4325-7006
이메일 ksbookup@naver.com
홈페이지 www.knsbookup.com

ISBN 979-11-5528-020-1(13510)
값 13,000원

ⓒ김세현 2024 Printed in Korea

잘못된 책은 구입하신 곳에서 바꾸어 드립니다.
이 책의 전부 또는 일부 내용을 재사용하려면 사전에 저작권자와 펴낸곳의 동의를 받아야 합니다.

이 도서의 국립중앙도서관 출판시도서목록(CIP)은 서지정보유통지원시스템 홈페이지(http://seoji.nl.go.kr)와 국가자료공동목록시스템(http://www.nl.go.kr/kolisnet)에서 이용하실 수 있습니다. (CIP제어번호: CIP2013008655)